Harald Stossier

Allergien erfolgreich behandeln mit der F.X. Mayr-Kur

Dr. med. Harald Stossier

Allergien erfolgreich behandeln mit der F.X. Mayr-Kur

Wie Sie ein gesunder Darm vor Allergenen schützt

Haug

Die Deutsche Bibliothek – CIP-Einheitsaufnahme
Ein Titeldatensatz für diese Publikation ist bei Der Deutschen Bibliothek erhältlich.

Fritz-Frey-Str. 21, 69121 Heidelberg
Haug Sachbuch:
Büro Stuttgart, Steiermärker Straße 3-5, 70469 Stuttgart
Internet: www.haug-gesundheit.de

Dieses Buch wurde in der neuen deutschen Rechtschreibung verfasst.
Lektorat: Dr. Elvira Weißmann-Orzlowski
Bearbeitung: Stefan Vieregg
Satz: IPa, 71665 Vaihingen/Enz
Umschlagfoto: vorne IFA Bildagentur, hinten PhotoAlto
Umschlaggestaltung: CYCLUS • Visuelle Kommunikation, Stuttgart
Druck und Verarbeitung: Westermann Druck, Zwickau

ISBN 3-8304-2061-7 1 2 3 4 5

Inhalt

Einleitung

Allergische Erkrankungen nehmen seit Jahren deutlich zu. Man kann davon ausgehen, dass heute bis zu einem Fünftel aller Menschen allergische Erkrankungen mit unterschiedlichen Symptomen haben. Die Erkrankungspalette reicht vom Heuschnupfen im Frühjahr, asthmatischen Beschwerden und juckenden Hauterscheinungen bis hin zu Gelenkbeschwerden und Beschwerden von Seiten des Verdauungsapparates. Oft kann der Arzt die Symptome der Erkrankungen eindeutig den Allergien zuordnen, wesentlich häufiger jedoch wird weder von Seiten des Patienten noch von Seiten des behandelnden Arztes an eine Allergie gedacht.

In den letzten Jahren wurde häufig von Sportlern berichtet, die durch Änderung der Ernährungsweise ihre Leistungsfähigkeit steigern konnten. Dies erreichten sie vor allem dadurch, dass sie einzelne Lebensmittel als unverträglich erkannten und wegließen. Viele von Ihnen werden mir jetzt antworten, dass der Leistungssportler sich schließlich in einer Ausnahmesituation befindet. Von ihm wird in Stresssituationen eine besondere Leistungsfähigkeit gefordert.

Aber auch normal leistungsfähige Menschen geraten im Alltag in Stresssituationen, die durchaus mit denen eines Leistungssportlers im Wettkampf vergleichbar sind. Nicht selten werden von uns in beruflichen, in privaten, ja in allen Lebenssituationen Höchstleistungen gefordert. Selbst von unseren Kindern und Jugendlichen erwarten wir sie. Es ist also nicht verwunderlich, dass gerade in solchen Belastungssituationen die Regulationsfähigkeit des Organismus überfordert wird.

In der klassischen Medizin haben wir genaue biochemische Vorstellungen einer Allergie. Es ist klar definiert, wie der Stoffwechsel in solchen Situationen reagiert, welche chemischen Prozesse ablaufen, mit welchen Beschwerden zu rechnen ist und auch welche therapeutischen Möglichkeiten bestehen. Trotzdem gibt des Situationen und Menschen, die nicht in die bisherigen Schemata passen und deren Beschwerden sich nicht dadurch erklären lassen. In den folgenden Kapiteln wird versucht zu erklären, wie der moderne Begriff der Allergie aufzufassen ist und welche Faktoren von Seiten unserer Lebensführung die zunehmenden allergischen Beschwerden erklären können.

Allergische Erkrankungen sind nicht nur die Reaktion verschiedener äußerer Stoffe bei genetischer Disposition, sondern entwickeln sich genauso als Folge unserer Lebensgewohnheiten. Die durch unsere Sorglosigkeit veränderte Umwelt mit vielen chemischen, aber auch physikalischen Noxen ist maßgeblich beteiligt, ebenso unsere Ernährungssituation, die Einseitigkeit der Lebensmittelauswahl sowie die mangelnde Esskultur. Aus diesem Grund sind viele Situationen und Beschwerden das unmittelbare Ergebnis der zunehmenden Belastung.

Deshalb sollen hier außerdem Wege und Verhaltensweisen aufgezeigt werden, die einen praktikablen Ausweg aus dem Dilemma darstellen. Veränderungen beginnen im Kopf – in diesem Falle durch das Erkennen der eigenen Situation. Der nächste Schritt ist das Umsetzen. Mit dem richtigen Verständnis ausgestattet fällt es leichter, eigene Begrenzungen zu überwinden. Denn: Die Änderung der Lebensführung ist es, die dem Allergiker entscheidende Vorteile bringt.

Kennzeichen und Grundlagen einer Allergie

Der Begriff „Allergie" wurde vom Wiener Kinderarzt Dr. Clemens von Pirquet bereits 1906 geprägt. Er bezeichnete damit ursprünglich die Reaktionsbereitschaft des Immunsystems auf den Erstkontakt mit einem Antigen. Dies schloss sowohl die Reaktion der Toleranz als auch die überschießende Reaktion mit ein. Mit zunehmender Kenntnis der biochemischen Abläufe wurde mit Allergie nur noch die überschießende Immunreaktion bezeichnet.

Die Allergie ist also Teil des Regulationsvermögens des Immunsystems und an bestimmte Abläufe gebunden. Solche komplexen Abläufe sind auch grundsätzlich notwendig, um die Integrität des Organismus zu bewahren. Ohne Immunsystem hätten wir keine entsprechende Abwehr gegenüber Fremdstoffen aller Art. Nehmen wir einen banalen Infekt durch Viren oder Bakterien. Er erfordert ein rasches Reagieren und Eingreifen, damit der Organismus keinen Schaden erleidet. Bei der Reaktion des Immunsystems sind viele Organe und Gewebe beteiligt, eine Vielzahl von biochemischen Abläufen steuert die Reaktionen der Abwehr. Ganz allgemein kann man sich das folgendermaßen vorstellen:

Kommt eine körperfremde Substanz in den Organismus, so reagiert das Immunsystem. Dieses Antigen (Bezeichnung für körperfremde Substanz) wird durch verschiedenste Maßnahmen unschädlich gemacht. Bereits hier sind zwei Dinge wichtig:

Antigene sind meist Eiweißstrukturen
Das Immunsystem hat ein Gedächtnis

Letzteres ist insofern von Bedeutung, als man bestimmte Erkrankungen aufgrund der Immunität nur einmal durchlebt, z. B. bestimmte Kinderkrankheiten. Andererseits ist es gerade dieses Erinnern an den Erstkontakt mit dem Allergen, der dann zur raschen und überschießenden Reaktion im Sinne einer Allergie führen kann.

Aus der Praxis

Patient H. S. 44 Jahre

Beschwerden: Seit ca. 1/2 Jahr starker Schnupfen, manchmal Hautjucken bzw. leichter Ausschlag. Kann alles essen, obwohl der Patient das Gefühl hat, dass es manchmal mit dem Essen schlechter wird.

Diverse Allergietests erbrachten keinen Hinweis auf eine Allergie. Cortison hilft gut, wird aber vom Patienten auf Dauer abgelehnt. Vor einem halben Jahr machte er Urlaub in Italien; dort fing alles an.

Untersuchung nach Mayr: Es findet sich ein vergrößerter Bauch mit Zeichen einer Entzündung im Dünndarm, Blähungen sowie einer Lebervergrößerung.

Im Lebensmitteltest findet sich eine Unverträglichkeit gegenüber Weizen.

Im Folgenden wird eine Therapie nach Mayr durchgeführt, bei der selbstverständlich auf sämtliche Weizenprodukte verzichtet wird. Daraufhin klingt der Schnupfen innerhalb von 10 Tagen vollständig ab. Bezüglich der Weizenintoleranz wird eine Karenz von 6 Monaten notwendig, während dieser Zeit werden auch diverse Mineralstoffe ergänzt.

Das Immunsystem ist letztlich über den ganzen Organismus verteilt. Dies macht ja auch Sinn, nachdem jede Zelle vor negativen Einflüssen geschützt werden muss. Dies führt aber auch dazu, dass bei relativ einheitlichen biochemischen Abläufen die Symptome sehr unterschiedlich sein können, nämlich je nach den Organen, wo sie am meisten auftreten. Zwar spielt der Ort des Kontaktes mit dem Allergen eine gewisse Rolle, ist aber nicht der einzige Grund, wo letztlich allergische Symptome auftreten können.

Die biochemischen Möglichkeiten des Immunsystems, körperfremde Stoffe auszuschalten, sind im Wesentlichen die einer Entzündung. Dabei wird durch vermehrte Permeabilität (Durchlässigkeit) betreffender Organbezirke die Durchblutung gesteigert. Dies bringt mehr Flüssigkeit an den Ort des Geschehens, und Enzyme aus den weißen Blutzellen werden versuchen, den Eindringling zu „verdauen“. Das hat zur Folge, dass das Gebiet wärmer wird, schmerzhafter und gerötet (sofern an der Oberfläche sichtbar) und die normale Organfunktion kurzfristig gestört wird. Dieser normale Reaktionsablauf des Immunsystems wird auch Normergie genannt (normaler Ablauf im Gegensatz zum überschießenden der Allergie).

Stressreaktion nach Selye

Bevor wir uns im Detail den allergischen Reaktionen widmen, soll noch einmal betont werden, dass die immunologischen Reaktionen auf Reize einen Bestandteil unseres Lebens darstellen. Diese Reize müssen richtig erkannt und sinnvoll verarbeitet und zielgerichtet beantwortet werden. Diese Fähigkeit der Reizerkennung, Reizverarbeitung und Beantwortung erfolgt in charakteristischen stadienhaften Abläufen und ist Merkmal unseres Lebens. Letztlich lassen sich alle Körperzellen adäquat reizen. Den stadienhaften Ablauf beschreibt Selye als Stressreaktion.

Dabei kommt es durch den auslösenden Reiz zu einer kurzen Alarmphase mit anschließend erhöhter Adaptation (Anpassungsphase). Bei gutem Regulationsvermögen (entsprechendem Ausgleich des Reizes) erfolgt die Rückkehr zur Normergie. Bleibt jedoch der Reiz bestehen, kann also nicht adäquat reagiert werden, so bleibt der Organismus ganz oder zumindest in dem Organsystem, wo er gerade reagiert, in einem

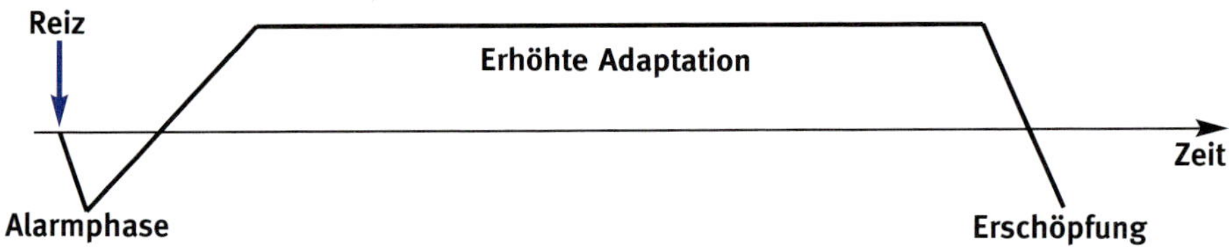

Abbildung 1: Selye – der stadienhafte Ablauf einer Stressreaktion

erhöhten Adaptationszustand. Und dies so lange, bis er letztlich in die Erschöpfung fällt. Der Faktor Zeit ist zwar wichtig und entscheidend für die Symptomatik, jedoch derjenige Faktor, der rückblickend am schwierigsten zu beurteilen ist.

Befindet sich jemand über längere Zeit im Stadium der erhöhten Adaptation nach Selye, so führt dies oft zu einer allergischen Reaktion. Selye selbst hat drei Organsysteme erkannt, die immer bei Stressreaktionen dieser Art reagieren:

An Stressreaktionen beteiligte Organsysteme

- Magen – Säure-Basen-Haushalt
- Thymus – Immunsystem
- Nebenniere – Hormonsystem

Reagiert auf Stress

Man erkennt in diesem Zusammenhang die Allergie als Stressreaktion des Körpers. Wir müssen aber nach Selye auch davon ausgehen, dass bei Stress begleitend der Säure-Basen-Haushalt und das Hormonsystem aus dem Gleichgewicht sind. Eine entzündliche Reaktion, wie oben beschrieben, ist immer auch gleichzeitig eine lokale Acidose (Säurebelastung) und bestätigt somit den Ansatz von Selye. Das Hormonsystem werden wir später noch kennen lernen, Cortison als einer der wichtigsten Vertreter ist nahezu jedem bekannt.

Der österreichische Arzt Dr. Franz Xaver Mayr bezeichnete in seiner Vorstellung der Krankheitsentwicklung diese Abläufe als Normal-Exzitations-Paralysestadium. Dabei ist Exzitation ein Versuch der Gegenregulation, indem durch erhöhte Aktivität der auslösende Reiz ausgeglichen – beseitigt wird. Paralyse ist die nachfolgende Erschöpfung, wenn der Auslöser bestehen bleibt und die körpereigenen Kompensationsmechanismen nicht mehr ausreichen, diesen zu beherrschen.

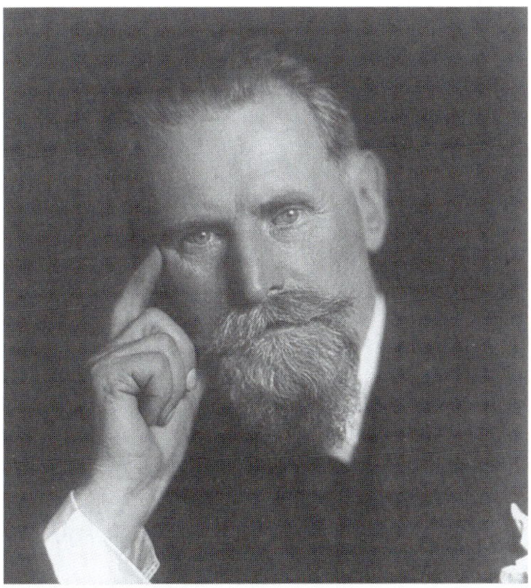

Abbildung 2: Die Lehre F.X. Mayrs beruhte auf der Erkenntnis, dass man seinen Verdauungsapparat nicht durch die üblichen Ernährungsfehler belasten soll. Das Portrait des 80-jährigen bestätigt eindeutig seine These.

Die Grundsubstanz als Reaktionsort der Allergie

Der Reaktionsort des Immunsystems ist die so genannte Grundsubstanz. Hier, vor den Toren der Zelle, spielt sich die Entzündung ab, die als uniforme Immunreaktion den Auslöser bekämpft. Solange der Organismus in dieser Reaktion bleibt, haben wir gute Chancen der Beeinflussung. Schreitet der Prozess fort, kommt es zur Zerstörung von Zellen bzw. Organbezirken, es wird sowohl die Therapie schwieriger als auch die Prognose schlechter. Dies bezeichnen wir als Autoaggressionserkrankung. Die Grundsubstanz durchzieht nun den gesamten Organismus. Sie ist Bindeglied zwischen den einzelnen Organstrukturen und Modulator von Informationen und Stoffwechsel. In diesem Sinne ist die Grundsubstanz selbst auch Teil einer unspezifischen Abwehrstrategie, indem sie Milieufaktoren bildet und die Reaktionsbereitschaft des Organismus beeinflusst. Der Grundsubstanz fehlt jedoch die spezifische Fähigkeit der Erinnerung, die den zellulären und humoralen Komponenten des Immunsystems zukommt. Wichtig auch, dass die Reaktion der Grundsubstanz im Sinne einer Stressreaktion nach Selye den spezifischen Immunreaktionen immer vorgeschaltet ist (Heine).

Ist also die Reaktion der Grundsubstanz verändert, werden auch die nachfolgenden Immunreaktionen nicht regelgerecht ablaufen, Fehlsteuerung wird möglich und damit eine Allergie wahrscheinlich. Dies ist insofern wichtig, als Belastungen unseres zivilisatorischen Lebens gerade die Grundsubstanz betreffen. Falsche einseitige Ernährung, Mineralmängel, Schwermetallbelastungen, Herde, Darmstörungen und vieles mehr verändern die Grundsubstanz und deren Verhalten. Wir werden in der Therapie nach F.X. Mayr noch darauf zurückkommen.

Kennzeichen einer Allergie

Die in der Definition genannte überschießende Reaktion setzt voraus, dass ein spezifischer Reiz eines Antigens zur Gegenreaktion im Sinne einer Überempfindlichkeit führt. Dabei ist der Begriff des Antigens ein relativer und nicht absolut zu sehen. Das heißt, ein Antigen kann bei einer Person zu einer Reaktion führen, bei einer anderen eben nicht. Entscheidend ist also die spezifische Reaktion des menschlichen Organismus. Antigene sind Moleküle (Stoffe), die an spezifischen Zellen des Immunsystems eine immunologische Antwort auslösen. Streng genommen sollte die Antwort des Immunsystems genau auf dieses eine Antigen bezogen sein und bleiben. Wir müssen allerdings feststellen, dass es auch eine übergreifende Reaktion auf andere Stoffe gibt. In diesem Fall sprechen wir von einer Kreuzallergie. Als Antigene kommen sehr viele, zum Teil unterschiedliche Stoffe in Betracht (siehe Tabelle 1, s. S. 16).

> Definition:
> Unter Allergie verstehen wir eine über das eigentliche Ziel hinausschießende Reaktion des Immunsystems.

Bereits bei dieser Übersicht erkennt man jedoch, dass es auch indirekte Auslöser gibt, die streng genommen die gleichen biochemischen Reaktionen hervorrufen können.

Die Entzündung als Zeichen der Allergie

Die Auswirkungen der Allergien sind relativ monoton im Vergleich zur Vielfalt der Auslöser. Im Wesentlichen handelt es sich um eine übersteigerte Entzündungsreaktion mit Schwellung des betroffenen Gewebes. Durch die gestörte Permeabilität in der Grundsubstanz kommt es zu Ödemen (Schwellungen), die je nach Lokalisation von unangenehm bis lebensbedrohlich werden können. Ein Insektenstich in die Haut führt beispielsweise nur zu einer Schwellung, der Stich im Bereich des Rachens, was zwar selten vorkommt, aber doch möglich ist, lässt die Schleimhaut anschwellen, und die Luftwege können verlegt werden. Im Extremfall droht das Ersticken durch Blockierung der Atemwege. Diese geänderte Permeabilität führt aber auch an der Schleimhaut des Verdauungsapparates zum Verlust der Barrierefunktion und damit zur Aufnahme von Stoffen aus dem Darminhalt, die wiederum allergisierend wirken können. Dies bezeichnen wir als Selbstvergiftung aus dem Darm bzw. intestinale Autointoxikation (siehe Seite 44).

Direkte Auslöser	Chemische Substanz	• Nahrungsmittel • Arzneimittel • Umweltgifte • Typ. Allergene – Pollen, Insektenstoffe • Chemikalien aus Haushalt und Beruf • (Reinigungsmittel, Kosmetika usw.)
	Mikroorganismen	• Bakterien • Viren • Pilze • Parasiten • Chlamydien
	Fremdstoffe	• Asbest • Plastik • Zahnmaterialien • Kunststoffe • Schwermetalle (Amalgam) • Tierhaare, Hausstaub
Indirekte Auslöser	Transplantate	• Bluttransfusion • Organ. Transplantate
	Physikalische Reize	• Temperatur • Strahlen – Röntgenstrahlen • Sonne – UV-Strahlen
	Stoffwechsel	• Säure-Basen-Ungleichgewicht
	Mechanische Reize	• Druck
	Psychische Belastung	• Trauer • Sorgen • Angst • Stress

Tabelle 1: Allergie auslösende Faktoren

Weitere Zeichen der allergischen Reaktion

Neben der Schwellung kommt es noch zu einer Überwärmung und damit einhergehender Rötung des Gewebebezirkes. Selbstverständlich ist die Rötung nur an der Körperoberfläche als solche feststellbar. Beide Symptome sind Folge der Freisetzung von verschiedenen Mediatorsubstanzen durch die biochemische Reaktion der Allergie. Diese Mediatorstoffe verändern den Stoffwechsel im Entzündungsgebiet (Mediator = Mittler). Sie sind zwar typisch für allergische Reaktionen, können aber auch bei verschiedenen anderen Erkrankungen auftreten. Solche Mediatorstoffe sind auch für die begleitenden Schmerzen, vor allem aber für den Funktionsverlust des betroffenen Areals verantwortlich. Funktionsverlust bedeutet in diesem Zusammenhang, dass eine normale biologische Funktion des Organs (Bezirkes) durch die allergische Reaktion nicht mehr möglich ist. Beim Verdauungsapparat bedeutet dies wiederum den Verlust der bereits erwähnten Barrierefunktion (Erklärung siehe Seiten 6–37).

Ähnliches geschieht im Bereich der Lunge bei Asthma oder auf der Haut, beispielsweise bei Neurodermitis.

Die Rolle der Immunglobuline

Neben dieser relativ unspezifischen Entzündungsreaktion werden durch das Immunsystem hochspezialisierte Abwehrstoffe, so genannte Immunglobuline, gebildet. Diese werden in verschiedene Gruppen – IgA, IgD, IgE, IgG, IgM – eingeteilt.

Die Immunglobuline werden von spezialisierten Immunzellen je nach Erfordernis gebildet und zeigen unterschiedliche Reaktionsmuster. Vereinfacht ausgedrückt sind Immunglobuline die Antikörper zu den Allergenen, an die sie andocken, wodurch sie diese unschädlich machen bzw. die Ausscheidung ermöglichen. Derartige Antigen-Antikörper-Komplexe sind auch der Auslöser unspezifischer Entzündungsreaktionen, wie sie oben beschrieben wurden. Immunglobuline sind aber auch das „Gedächtnis“ des Immunsystems. Einmal gebildet kann bei Bedarf ihre Konzentration rasch erhöht werden (s. Abb. 3).

Neben diesen spezifischen Antikörpern gibt es noch eine Reihe von Enzymen, Mediatorsubstanzen, Gewebehormonen und vasoaktiven Ami-

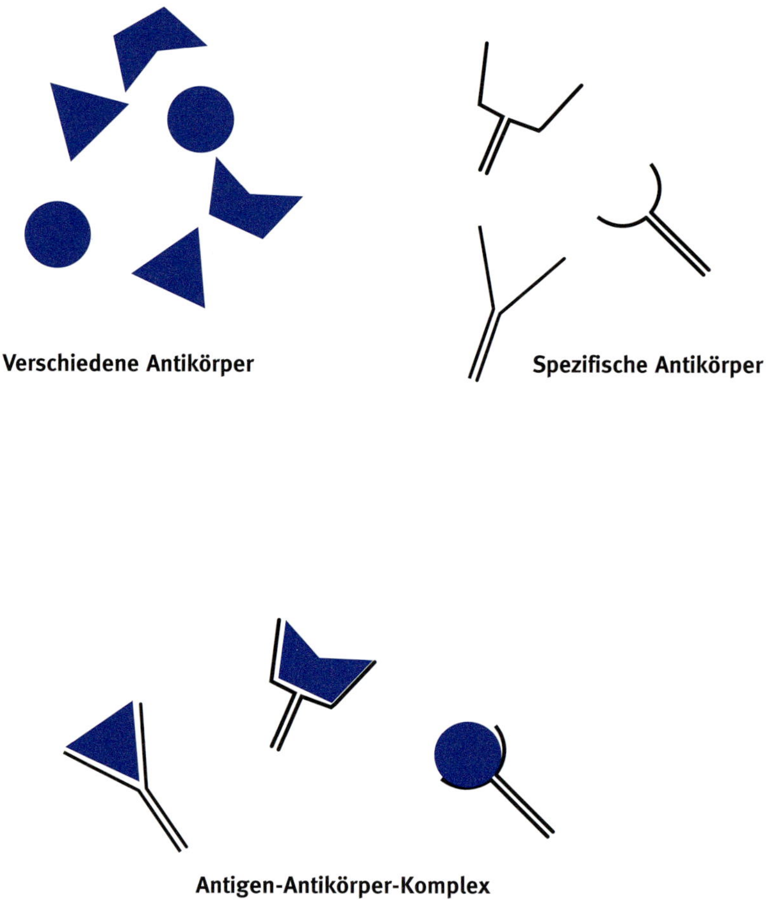

Abbildung 3: Immunologische Reaktionen laufen auf folgendem Schema ab: Antigene dringen in den Körper ein. Das sind Pollen, Nahrungsbestandteile oder Ähnliches. Aufgrund ihrer Fremdartigkeit bildet der Organismus spezifische Antikörper, für jedes Allergen ein eigenes. Diese Antikörper docken an das eingedrungene Antigen an und neutralisieren es. Die somit entstandenen Antigen-Antikörper-Komplexe lösen eine weitere Abwehrreaktion aus, wodurch die Komplexe abgebaut werden.

nen, die insgesamt wichtige Bestandteile der Abwehrreaktion sind. Auch ihre übermäßige Bildung verursacht Symptome, wobei uns vor allem die vasoaktiven Amine näher interessieren werden.

Formen der Allergie

Primäre Allergie

Für die Klassifikation einer Allergie erfolgt die Einteilung je nach Art der Immunglobulinreaktion. Die beiden Forscher Gell und Coombs schufen 1968 eine Einteilung in vier verschiedene Reaktionstypen, die allerdings nur ein grobes Schema darstellt.

Typ I – Sofortreaktion – Anaphylaxie

Die Reaktion wird durch Immunglobuline der Klasse E vermittelt. Diese Immunglobuline haben zwar nur einen Anteil von circa 0,001 % aller Immunglobuline, führen aber sehr rasch, das heißt innerhalb von Sekunden bis Minuten, zur Reaktion (Soforttyp). Spezifische Immunglobuline werden dabei als Reaktionspartner des Antigens gebildet und führen zur Freisetzung von gefäßaktiven Stoffen wie Histamin. Heftigste Entzündungsreaktionen bis hin zum anaphylaktischen Schock als lebensbedrohliche Maximalvariante sind möglich. Klassischerweise tritt diese Reaktion bei Pollenallergien, Insektengiftreaktion oder Arzneimittelallergien auf.

Warnhinweis:
Allergiker des Typs I sind besonders gefährdet, da es zum anaphylaktischen Schock kommen kann.

Typ II – Frühreaktion – zytotoxischer Typ

Die Allergene sind an Zelloberflächen lokalisiert. Nach einem Erstkontakt werden Immunglobuline der Klasse M und G gebildet (IgG 75 %, IgM 10 % aller Immunglobuline). Mit einer Latenz von 12 bis 24 Stunden kommt es zu Entzündungsreaktionen als Folge von Zellzerstörung (zytotoxische Reaktion). Diese Reaktion findet sich z.B. bei einer Blutgruppenreaktion bzw. einer Unverträglichkeitsreaktion gegenüber fremdem Gewebe.

Typ III – Frühreaktion – Immunkomplexbildung

Antigene und entsprechende Antikörper bilden einen Komplex. Diese Komplexe aktivieren das Immunsystem und führen durch Ablagerung im Gewebe wieder zu erheblichen Entzündungsreaktionen. Typischerweise findet dies bei Nieren- und Gefäßerkrankungen statt.

Typ IV – Spätreaktion

Hier erfolgt die Sensibilisierung spezifischer Zellen (T-Lymphozyten). Diese lösen erst etwas später – nach circa 48 bis 72 Stunden – eine Entzündungsreaktion aus. Typischerweise tritt diese Reaktion bei Kontaktekzem und Abstoßung von Organtransplantaten auf.

Diese biochemischen Reaktionen sind Grundlage von so genannten primären Allergien. Dies trifft auch für den Bereich von Lebensmitteln zu, ist aber nicht darauf beschränkt.

Häufige primäre Lebensmittelallergien

- Kuhmilch
- Hühnerei
- verschiedene Getreidesorten
- Soja
- Erdnüsse
- Fisch
- Schalentiere

Weitere primäre Allergien werden durch Insektengifte, verschiedene Chemikalien, Pollen, Fremdgewebe und weitere direkte Allergieauslöser (Tabelle 1, S. 16) ausgelöst.

Wichtig

Eine allergische Reaktion ist unter vielen verschiedenen biochemischen Gesichtspunkten zu beurteilen. Eine einfache Einteilung nach dem Alles-oder-nichts-Prinzip wie noch vor wenigen Jahren ist heute nicht mehr zulässig. In die Überlegungen müssen biochemische Erkenntnisse, wie im Folgenden dargestellt, einfließen, die Diagnostik muss verfeinert und die Therapie individueller gestaltet werden. Oft laufen auch mehrere Reaktionen gleichzeitig ab bzw. beeinflussen sich gegenseitig.

Pseudoallergien

Die Pseudoallergien erfüllen zwar nicht die Kriterien obiger Einteilung in Typ I bis IV, zeigen aber ein gleiches oder ähnliches klinisches Bild. Dies betrifft vor allem die Vielzahl unterschiedlichster Beschwerden, die vom Betroffenen als Allergie auf bestimmte Lebensmittel interpretiert werden. Trotzdem gibt es eine Reihe biochemischer Erklärungen dieser Beschwerden.

Kreuzallergie

Eigentlich ist eine Allergie auch dadurch definiert, dass auf ein spezifisches Antigen eine Reaktion erfolgt. Sind bestimmte Anteile eines Allergens zufällig identisch mit Strukturen anderer Stoffe, so wird eine Reaktion auch dagegen erfolgen. Und dies unabhängig vom Erstkontakt.

Kreuzallergie bedeutet also, dass eine Reaktion auch auftritt, wenn der Kontakt nicht durch das eigentliche Allergen erfolgte. Hierdurch findet sich oft eine Kombination von Nahrungsmittelallergien bei pollenassoziierten Allergien. Häufige Kreuzreaktionen zeigt die Tabelle 2 (s. S. 22).

Mein Tipp

Auch bei pollenassoziierten Lebensmittelallergien muss man nicht aufgeben. Wenn Sie das betreffende Lebensmittel kochen, ist es danach oft wieder verträglich. Daher ist ein Bratapfel oft günstiger, ebenso gekochte Karotten. Dies gilt nicht für die Histaminintoleranz (s. S. 23). Histamin ist hitze- und kältebeständig, daran ändert selbst kochen, braten, tiefkühlen oder die Mikrowelle nichts.

Dabei ist festzustellen, dass die Kreuzreaktion nicht zwingend auftreten muss. Sie kann vorhanden sein, nur gegenüber einem oder mehreren Lebensmitteln auftreten oder auch gänzlich fehlen. Eine Vorhersage lässt sich nur schwer durchführen. Die individuelle Überprüfung ist notwendig (siehe Diagnostik).

	Allergen	Assoziierte Lebensmittelintoleranzen
Pollen	Pollen Hasel – Erle – Birke (März bis Mai)	Kernobst (Äpfel, Birnen) Steinobst (Pfirsiche, Kirschen, Aprikosen, Pflaumen) Kiwi, Haselnüsse, Walnüsse, Mandeln, Erdnüsse, Karotten, Sellerie, Kartoffel (roh), Paprika usw.
	Gräser – Roggen (Juni bis Juli) Beifuß – Ragweed (August)	Tomaten Erdnüsse(●), Auberginen(●), Melonen(●) Sellerie, Karotten, Bananen, Melonen, Mango, Pistazien, Cashewnüsse, Kümmel, Anis, Fenchel, Pfeffer, Majoran, Basilikum usw.
	Hausstaubmilbe	Krebstier, Muscheln, Rindfleisch(●), Schweinefleisch(●), Geflügelfleisch(●)
	Latex	Bananen, Avocados, Edelkastanien, Kiwi, Pfirsiche, Mandeln, Kartoffel (roh), Buchweizen, Feigen(●)
	Ficus benjamina (u.a. Gummibäume)	Feigen Kiwi(●), Ananas(●), Papaya(●)
	(●) = mögliche Reaktion	

Tabelle 2: Kreuzallergien im Überblick, nach Jarisch

Histaminintoleranz

Histamin ist die wichtigste Mediatorsubstanz der Entzündung. Histamin hat nun in Abhängigkeit der Konzentration eine Reihe von biologisch wichtigen Wirkungen im Körper.

• Steigerung der Magensaftsekretion	1–2 ng/ml
• Anstieg der Herzfrequenz	3–5 ng/ml
• Blutdruckabfall	6–8 ng/ml
• Bronchospasmus	7–12 ng/ml
• Herzstillstand	über 100 ng/ml

Tabelle 3: Histaminwirkung in Abhängigkeit von der Konzentration

Histamin wird im Organismus selbst gebildet und hat in kleinsten Dosen physiologische Wirkungen. Treten höhere Konzentrationen auf, erfolgen unerwünschte – weil überschießende – Reaktionen im ganzen Körper. Es treten typische Beschwerden allergischer Erkrankungen auf. Bei der zehnfachen Konzentration kommt es zu lebensbedrohlichen Zuständen. Häufig verstecken sich solche Reaktionen hinter jenen Beschwerden, die oft bei Lebensmittelunverträglichkeiten angegeben werden wie:

- Herzklopfen nach dem Essen
- Herzrhythmusstörungen
- Atemnot
- asthmatische Beschwerden
- Müdigkeit nach dem Essen

Histamin ist aber auch ein Überträgerstoff im Gehirn und an der Regulation von Wachheit, motorischer Aktivität, Sexualität und Nahrungsaufnahme beteiligt. Hyperaktivität bei Kindern, Suchtverhalten auf bestimmte Nahrungsmittel können ebenfalls Folge einer Histaminwirkung sein. Histamin ist bei der Entstehung von Schmerzen beteiligt und führt zur Kontraktion von glatter Muskulatur. Daraus resultieren muskuläre Krampfzustände im Darm, Uterus und anderen Hohlorganen, die sich bis zum Spasmus steigern können.

Natürliches Vorkommen von Histamin

Im Zuge allergischer Reaktionen wird Histamin nicht nur bei der Typ-I-Reaktion freigesetzt, Histamin ist in allen Lebensmitteln enthalten, teilweise in sehr hohen Konzentrationen. Histamin entsteht in der Natur durch bakterielle Zersetzung. Nachdem Histamin biologisch eine derart wirksame Substanz ist, muss sich der Körper vor zu hohen Konzentrationen schützen. So gibt es bereits im Darm eine erste Barriere gegenüber Histamin. Zum Abbau des Enzyms produzieren Zellen des Darmes ein Enzym – Diaminoxidase. Damit soll verhindert werden, dass im Darm zu hohe Konzentrationen von Histamin auftreten, die entweder zu lokalen Problemen führen oder nach erfolgter Resorption den Organismus in seiner Gesamtheit beeinträchtigen. Für die biologische Funktion des Enzyms ist das Mineral Kupfer sowie Vitamin B6 notwendig, was wiederum auf die Bedeutung von Mineralstoffen und Vitaminen hinweist. Die Rolle des Verdauungsapparates wird zusätzlich unterstrichen, da ein Zuführen von Histamin nicht nur über Lebensmittel geschieht, sondern auch durch Bildung von natürlichen, im Darm befindlichen Bakterien erfolgt. Unser Essverhalten hat dabei entscheidenden Einfluss. Wie später noch ausführlich dargestellt wird (siehe Seite 36 ff.), dürfen wir dem Verdauungsapparat nur so viel zuführen, wie er im Moment in der Lage ist, vollständig und zeitgerecht abzubauen. Verdauung ist also immer auch ein Gleichgewicht zwischen enzymatischer Verdauung und bakterieller Zersetzung. Nimmt Letztere Überhand, werden auch Neben- und Endprodukte der Zersetzung im Verdauungsapparat zu finden sein. Überfordern wir unsere chemische Verdauungsleistung, indem wir zu viel zum falschen Zeitpunkt zuführen, erfolgt letztlich die gleiche Reaktion. Hohe Konzentrationen von Histamin entstehen vor allem durch eine zu starke Zufuhr von Eiweiß, das nicht vollständig verdaut, sondern bakteriell zersetzt wird. Außerdem ist die Konzentration von Histamin in den einzelnen Lebensmitteln zu beachten.

Histamingehalt in Lebensmitteln

Frische Lebensmittel enthalten nur unbedeutende Mengen von Histamin. Histamin entsteht erst bei Reifungsprozessen durch Bakterien. Es werden also in erster Linie Lebensmittel betroffen sein, wo im Zuge von Haltbarmachung oder Herstellung lange Reifungsprozesse erfolgen. Dies ist bei Gärungsprozessen für Sauerkraut, Wein, Bier, Essig, der Herstellung von

Käse oder bei der Trocknung von geräuchertem bzw. gesalzenem Fleisch der Fall. Hier sind Mikroorganismen bei der Aromabildung beteiligt. Selbstredend ist aber auch verdorbenes Fleisch und/oder Fisch eine massive Histaminbelastung. Hygiene und sachgemäße Handhabung der Lebensmittel ist also Voraussetzung, dass im Lebensmittel selbst niedrige Histaminkonzentrationen sind.

Die Konzentration von Histamin in Lebensmitteln unterliegt bei ein und derselben Gruppe starken Schwankungen. Diese sind auf die Verarbeitung, Hygiene und Dauer der Reifung zurückzuführen.

Der Histamingehalt steigt, je länger das Lebensmittel reift bzw. lagert.

Neben den Lebensmitteln, die hohe Histaminkonzentrationen aufweisen, gibt es noch solche, die Histamin freisetzen. Dies setzt also voraus, dass Histamin bereits gebildet wurde und nun – ähnlich wie bei der Typ-I-Reaktion – nur noch freigesetzt wird. Zu solchen Lebensmitteln gehören Zitrusfrüchte, Tomaten, Meeresfrüchte und vor allem die Erdbeere. Möglicherweise verursachen auch manche Zusatzstoffe in Lebensmitteln, z.B. Glutamat, Farbstoffe und Nitrite, solche Reaktionen.

- Alkoholische Getränke, vor allem Rotwein
- Käse, insbesondere Hartkäse wie Emmentaler
- Schokolade
- Salami und Rohwürste
- Nüsse
- Tomaten
- Sauerkraut
- Spinat

Tabelle 4: Histaminhaltige Lebensmittel

Histamin und Medikamente

Darüber hinaus kann Histamin auch von verschiedenen Medikamenten freigesetzt werden. Hierzu gehören z.B. viele Schmerzmittel wie z.B. Aspirin. Bei Verdacht auf allergische Reaktion durch Medikamente ist die Rücksprache beim Arzt notwendig, um entsprechende Veränderung der Medikation vornehmen zu können.

Was genau ist eine Histaminintoleranz?

Als Histaminintoleranz bezeichnet man das Missverhältnis zwischen Histamin und dem Abbau desselben. Histamin selbst ist hitzestabil und kann weder durch Kochen, Braten, Backen, Mikrowelle noch Tiefkühlen zerstört werden. Reaktionen auf Lebensmittel hängen neben der Konzentration des Lebensmittels von der individuellen Schwelle und der Fähigkeit, Histamin abzubauen, ab.

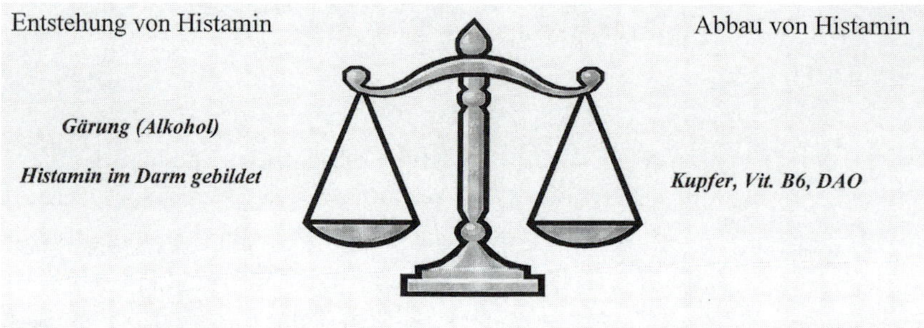

Abbildung 4: Histaminintoleranz

Histaminabbau

Bisher haben wir die Aspekte Entstehung, Wirkung und Konsequenz des Histamins betrachtet. Nun gilt es, den Abbau genau unter die Lupe zu nehmen. Histamin ist eine biologisch hoch aktive Substanz, die bei einer zu hohen Konzentration sofort abgebauen wird. Der Abbau erfolgt, wie bereits erwähnt, durch spezifische Enzyme, vor allem die Diaminoxidase (DAO). Wenn die Abbaufähigkeit zu gering ist, entsteht ein Missverhältnis und damit eine Histaminintoleranz. Dies kann grundsätzlich folgende Ursachen haben:

- angeborene Enzymmängel
- Begleitreaktion bei entzündlichen Magen-Darm-Erkrankungen
- Hemmung des Enzyms durch verschiedene Substanzen, z.B. Medikamente
- Mangel an Mineralstoffen und Vitaminen
- Überforderung des Systems durch Substanzen (so genannte biogene Amine), die ebenfalls vom gleichen Enzym (DAO) abgebaut werden

Aus der Praxis

Patient K. D., 43 Jahre

Beschwerden: Infektanfälligkeit, Zustand nach Pfeiffer'schem Drüsenfieber, Magendruck, Blähungen, Durchfall, leichte Gastritis.

Untersuchungsbefund nach Mayr: spastischer Dünndarm, geblähter Bauch, Radixödem, Übergangsregion von Dünndarm zu Dickdarm ebenfalls spastisch.

Im AK-Test (siehe Seite 63 ff.) generalisierter Hypertonus und Histaminintoleranz.

Im Lebensmitteltest Unverträglichkeit auf Kuhmilchprodukte und fast alle Getreidearten, Parasitenbelastung, nur Reis und Hafer werden vertragen.

Nach 3 Wochen stationärer Behandlung mit der Milden Ableitungsdiät sowie Gabe der orthomolekularen Substanzen deutliche Besserung der Beschwerden. Keinerlei Parasitenbelastung mehr, Mais, Dinkel und Hirse werden wieder vertragen. Nach weiteren 4 Wochen ambulanter Milder Ableitungsdiät und Fortsetzung der orthomolekularen Therapie sowie Parasitenbehandlung stellt sich allgemeines Wohlbefinden ein. Getreide wird wieder vertragen, lediglich Kuhmilchprodukte bleiben unverträglich. Nach 1 Jahr keinerlei Infekte oder Beschwerden, Therapiewiederholung bei allgemeinem Wohlbefinden. Der Bauchbefund deutlich gebessert, im AK-Test zeigt sich eine normale Reaktionslage, die Histaminintoleranz besteht nach wie vor. Kuhmilchprodukte werden nicht vertragen.

Enzymmangel

Ein Enzymmangel ist extrem selten als Ursache anzunehmen und noch nicht wirklich nachgewiesen. Zumindest aber spielt er für die Vielzahl der erkrankten Personen keine Rolle.

Akute entzündliche Erkrankungen

Sie spielen häufiger eine Rolle, z.B. als Infekte des Darmes. Mit dem Abklingen des akuten Geschehens ist es aber meist schon wieder vorbei.

Chronische Belastungen und Erkrankungen

In diesem Zusammenhang werden zwar immer Erkrankungen wie Colitis oder Morbus Crohn genannt, was auch wichtig und nachvollziehbar ist.

Viel häufiger jedoch finden sich Störungen bzw. Belastungen im Sinne einer Enteropathie nach Mayr (siehe Seite 53). Hier finden sich unterschiedlichste Formen von Magen-Darm-Störungen, wie der chronisch entzündliche Dünndarm, die Gärungsdyspepsie, Dysbiosen, Pilz- und/ oder Parasitenbelastung, beziehungsweise Fäulnis durch übermäßige Eiweißzufuhr. All diese Belastungen führen langfristig zu einer Überforderung des Abbaus und damit zu einer Erschöpfung des Systems. Gerade diese Situationen sind aber im Alltag die häufigsten, werden aber am wenigsten beachtet. Im Kapitel über Diagnostik und Therapie nach F.X. Mayr werden diese Störungen ausführlich behandelt.

Hemmung der Enzyme

Die Enzymsysteme unterliegen ebenfalls selbstregulierenden Maßnahmen, um nicht über das Ziel hinauszuschießen. Wird Histamin abgebaut, so hemmen die Abbauprodukte selbst das Enzymsystem. Dies ist sinnvoll, um zu signalisieren, dass eine entsprechende Wirkung erzielt wurde.

Bei Verdacht auf allergische Reaktionen aufgrund von Medikamenten ist die Rücksprache mit dem behandelnden Arzt dringend geboten, um einen Wechsel der in Frage kommenden Medikamente vorzunehmen.

Eine weitere Hemmung erfolgt durch Alkohol. Somit wird klar, dass Alkohol auf zwei Ebenen angreift. Erstens als Lieferant von Histamin und zweitens als den Histaminabbau hemmender Stoff. Es ist aber nicht nur der von außen zugeführte Alkohol, sondern der im Rahmen von Gärungsprozessen im Verdauungsapparat entstehende Alkohol (Enteropathie nach Mayr). Somit kann der Darm im Rahmen einer Dysbiose (= Fehlbesiedelung mit Bakterien, Pilzen, Parasiten) zum Ausgangspunkt einer Enzymblockade werden.

Antibiotika	Augmentin
Schmerzmittel	Inalgon, Novalgin
Herzmittel	Rhythmocor, Isoptin
Psychopharmaka	Saroten, Tryptizol
Hustenmittel	Aeromuc, Mucosolvan

Tabelle 5: Beispiele für Medikamente, die den Histaminabbau blockieren, aus Jarisch/Histaminintoleranz

Als letzter, aber durchaus bedeutender Faktor müssen auch Medikamente genannt werden. Hier gibt es eine Reihe von unterschiedlichen Stoffen, welche die Histamin abbauenden Enzyme blockieren. Hierzu gehören einfache Hustenmittel bis zu Antibiotika und Herzmedikamenten.

Auf der medikamentösen Seite ist noch zu erwähnen, dass es natürlich auch Medikamente gibt, die Histamin freisetzen – ähnlich wie bestimmte Lebensmittel. Hierdurch kann einerseits die Unverträglichkeit des einzelnen Medikaments begründet sein, aber auch eine bestehende Histaminintoleranz verstärkt oder ausgelöst werden.

Mineralstoffe, Vitamine

Eine optimale Wirkung der Enzyme ist nur gewährleistet, wenn ausreichend Mineralstoffe und Vitamine vorliegen. Vor allem Kupfer ist für eine Wirkung der DAO wichtig. Andererseits ist Kupfer ein Mineral, das bei entzündlichen Erkrankungen verbraucht wird. Ein chronisch entzündlicher Darm im Sinne einer Enteropathie nach Mayr führt also grundsätzlich zu einer Kupferverarmung. Damit wird aber eine Histaminwirkung verstärkt auftreten.

Auch Vitamin B6 ist als Co-Faktor für das Enzymsystem notwendig. Leider finden sich gerade bei Personen mit allergischer Disposition oft Mangelsituationen von Vitamin B6.

Vitamin C hat direkten Einfluss auf die Histaminkonzentration im Blut. Je höher der Vitamin-C-Spiegel, desto niedriger das Histamin. Auffällig, dass bereits bei normalem Vitamin-C-Spiegel das Histamin ansteigt (im unteren Drittel des Normbereichs sogar extrem) und erst hochnormale bzw. leicht erhöhte Vitamin-C-Konzentrationen das Histamin signifikant senken. Andererseits lässt sich durch die Gabe von Vitamin-C-Dosierung von 1 bis 2 g über Tage sofort die Histaminkonzentration senken. Gleichzeitig bessern sich allergische Symptome, beispielsweise eine Rhinitis oder ein Asthma.

Weitere Möglichkeiten einer orthomolekularen Behandlung lesen Sie auf Seite 115.

Konkurrenz um das Abbauenzym

Histamin ist als Substanz in die Gruppe der so genannten biogenen Amine einzuordnen. Dies sind Substanzen, die beim Abbau von Eiweiß entstehen. Der Abbau von Eiweiß kann zu physiologisch wichtigen Substanzen führen (beispielsweise Adrenalin oder Melatonin), aber auch zu einer Reihe von bakteriellen Zersetzungsprodukten, wie Indol, Skatol, Cadavarin und Thyramin. Manche dieser biogenen Amine können selbst Histamin freisetzen, alle werden aber durch das gleiche Enzymsystem entgiftet. Es entsteht also eine gewisse Konkurrenzsituation, die DAO ist also auch leicht überfordert, wenn viele derartige biogene Amine gleichzeitig mit Histamin entstehen bzw. abgebaut werden müssen. Zu deren Entstehen siehe „Die Rolle des Verdauungsapparates", Seite 36.

Aus der Praxis

Patient D. G., 57 Jahre

Beschwerden: generalisierte Ödeme im Körper, innerhalb von 2 Wochen Gewichtszunahme von 2 bis 3 kg, mit Diuretika wieder reduziert, ständiges Auf und Ab seit Jahren. Seit 6 bis 8 Jahren Leistungsabfall, Marathonläufer trotz beidseitiger Hüftoperation, Stuhl stinkend, faulig, breiig, Herzklopfen, Magenschmerzen, nach Getreide gebläht.

Untersuchung nach Mayr: ausgeprägte Leberstauung, Radixödem, Flüssigkeit im Dickdarm, insgesamt müde, erschöpft.

Im AK-Test eine Schwäche der Leber. Positives Ansprechen auf Vitamin B3. Histaminintoleranz, Candidose.
Im Lebensmitteltest Unverträglichkeit von Kuhmilchprodukten, Hefe, Milchzucker, Kartoffel, Karotte und Kaffee.

Durchführung einer 4-wöchigen stationären Mayr-Therapie. Nach 1 Woche strengem Fasten geht es dem Patienten so gut wie nie zuvor, ohne Diuretika gut ausgeschieden, die Schwellungen rückläufig, zufrieden stellende Gewichtsabnahme. Danach Fortsetzen mit Schafsjoghurt und Fladen, zuletzt Milde Ableitungsdiät. Besserung sämtlicher Bauchbefunde. Nach 4 Wochen kann der Patient wieder Sport treiben, regelmäßig laufen, fühlt sich sehr wohl. Von den Lebensmittelunverträglichkeiten bleibt eine Unverträglichkeit von Kuhmilchprodukten und Kaffee.

Kohlenhydratintoleranz

Bisher haben wir uns nur mit Eiweiß im Zusammenhang mit Allergien beschäftigt. Nun gibt es aber auch Personen, die bestimmte Kohlenhydrate nicht vertragen. Dabei geht es wiederum nicht um eine exzessive Kohlenhydratzufuhr, die wahrscheinlich bei nahezu jedem zur Gärungsdyspepsie führt, sondern um kleinste Mengen, die wie bei der Allergie zu Symptomen führen können.

Fructoseintoleranz

Bei der Fructoseintoleranz sind die Ursachen ähnlich wie bei der Allergie. Wir finden angeborene Enzymmängel, die extrem selten sind. Andererseits werden Kohlenhydrate im Verdauungsapparat in einzelne Zuckermoleküle gespalten, die dann aktiv durch so genannte Transporter aufgenommen werden. Nun kann bei der Fructoseintoleranz der spezifische Transporter vermindert sein, was wiederum selten angeboren, sondern meist erworben ist.

Von den erworbenen Formen sind vor allem die Überforderung sowie die Blockierung durch Sorbit zu nennen. Sorbit ist ein Zwischenprodukt bei der Umwandlung von Fructose in Glucose. Sorbit findet sich als pharmazeutischer Hilfsstoff in Form von Geschmackskorrigentien in der Lebensmittelindustrie oder als Süßstoff für die Verwendung durch Diabetiker. Gleichzeitige Gabe von Glucose stimuliert zwar die Restaktivität, begünstigt aber wiederum alkoholische Gärungsprozesse. Klinisch zeigen sich Beschwerden eines Reizdarms mit Blähungen und die Tendenz zum Durchfall, nachdem die nicht resorbierte Fructose im Dickdarm von den Bakterien vergoren wird. Dies erfolgt etwa eine halbe bis drei viertel Stunde nach Verzehr von Fructose. Bedeutend ist auch, dass sich die Fructose im Dünndarm mit der Aminosäure Tryptophan verbindet und nahezu unlösliche Komplexe bildet. Tryptophan wird in Serotonin umgewandelt, das für die psychische Stimmungslage mitverantwortlich ist. Fehlt Serotonin, sind depressive Verstimmungen bis zur Depression häufig.

Heißhunger auf Süßes

Leider werden die Beschwerden einer Fructoseintoleranz oft als „psychisch" abgetan, weil man sie nicht einzuordnen weiß bzw. nicht diagnostizieren kann. Auch das vermehrte Süßbedürfnis bis zum Heißhunger auf Schokolade ist bei depressiven Zuständen wohl bekannt. Denkt man an den biochemischen Hintergrund der Fructoseintoleranz mit Tryptophan- und Serotoninmangel, wird vieles verständlicher. Der Stoffwechsel signalisiert eigentlich Serotoninmangel. Die Aufnahme von Glucose ermöglicht einerseits die Stimulation der Restfunktion für die Fructoseaufnahme, wodurch Tryptophan frei wird und aufgenommen werden kann. Gleichzeitig aber öffnet das Zuckerhormon Insulin die Bluthirnschranke für die Aufnahme von Tryptophan. Eine sinnvolle biochemische Steuerung also, die nur durch eine Überlastungssituation im Darm unterbunden wurde. Fructoseintoleranz kommt recht häufig vor. Und noch etwas kommt hinzu. Die Komplexe von Fructose und Tryptophan werden im Stoffwechsel zu den biogenen Aminen abgebaut, die bereits bei der Histaminintoleranz von Bedeutung sind. Dies scheint ein Grund zu sein, warum bei Patienten mit Fructoseintoleranz auch häufig eine Histaminintoleranz zu beobachten ist.

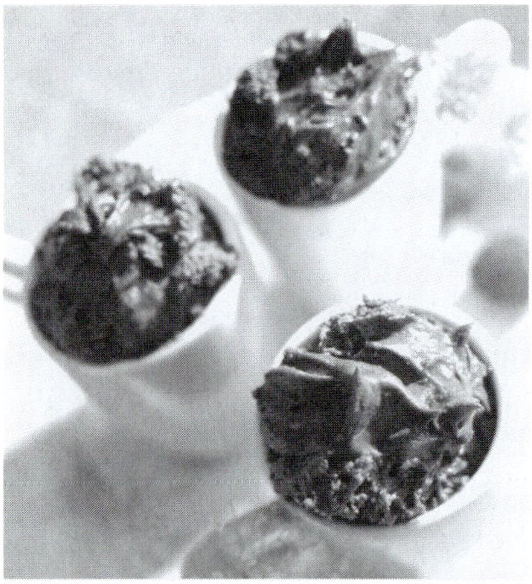

Abbildung 5: Serotoninmangel und Depressionen stehen in deutlichem Zusammenhang.

Aus der Praxis

Patientin L. M., 46 Jahre

Beschwerden: tief sitzende Rückenschmerzen, massive Muskelverspannung, rezidivierende Helicobacterinfekte, immer wieder Bauchbeschwerden, geblähter Bauch, Reizdarm.
Untersuchung nach Mayr: spastischer Dünndarm, Blähungen, Leberstauung.
Im AK-Test generalisierter Hypertonus mit Schwäche im Bereich der Nebenniere. Der Lebensmitteltest zeigt eine Fructoseintoleranz.
Nach 3 Wochen Mayr-Therapie und Vermeiden der Fructose praktisch beschwerdefrei. Für die hormonelle Unterstützung weiterhin Gabe von Zink. Keinerlei Rückenschmerzen bzw. Blähungen.

Die Diagnose der Fructoseintoleranz

Zur Diagnosestellung der Fructoseintoleranz hat sich neben der Beachtung der Beschwerden sowie einer genauen Anamnese der so genannte Wasserstoffatemtest etabliert.

Bei der Gärung von Fructose durch die Darmbakterien entsteht Wasserstoff. Dieser wird in der Folge über die Lungen abgeatmet, was gemessen werden kann. Steigt die Wasserstoffkonzentration nach Fructoseaufnahme deutlich an, so spricht dies für eine Fructoseintoleranz. Darüber hinaus wird später auf die Möglichkeit eines AK-Muskeltestes hingewiesen, der ebenfalls zur Diagnosestellung führt (siehe Seite 63).

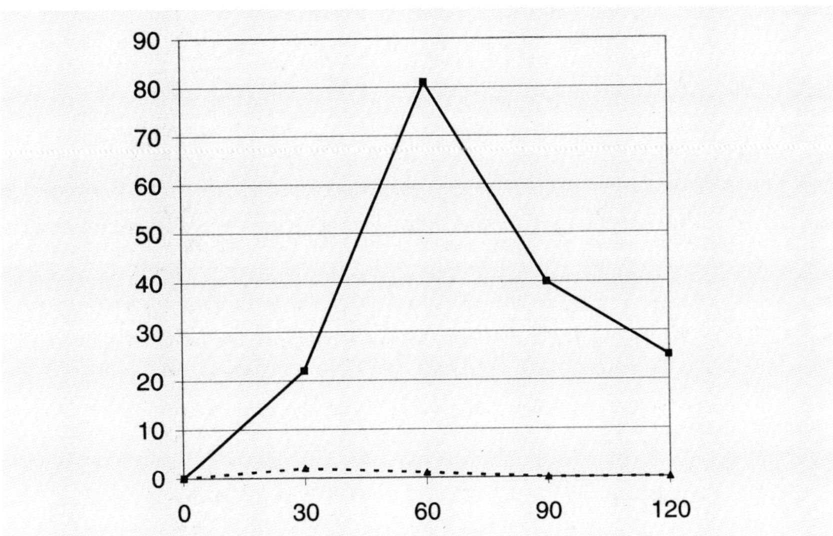

Abbildung 6: Fructoseintoleranz H_2-Atemtest

Darüber hinaus führen Rohkost und ballaststoffreiche Kost fast immer zu Beschwerden. Auffällig ist auch, dass bei allen Fällen einer Fructoseintoleranz ein Zinkdefizit besteht (Ledochowski). Es lässt sich sogar feststellen, dass ein Zinkdefizit immer mit einer Störung in der Fructoseaufnahme einhergeht. Daher ist auch hier wiederum auf ausreichende Zinkzufuhr zu achten und die Ursache des Zinkdefizits zu suchen. Neben Zink ist auch ein Mangel an Folsäure, vor allem ab dem 35. Lebensjahr festzustellen. Folsäure ist ein wichtiges Vitamin in der Prophylaxe von Artheriosklerose, darüber hinaus scheint ein Mangel bei einzelnen Krebsarten von Bedeutung zu sein.

- Obst, Kompotte, Marmelade
- Dörrobst
- Fruchtsäfte
- Honig
- Bier

Tabelle 6: Lebensmittel mit hohem Fructose- und Sorbitgehalt

Lactoseintoleranz

Lactose oder Milchzucker wird von einem Enzym, der Lactase, im Verdauungsapparat abgebaut. Hier ist der genetische Enzymdefekt häufiger als bei anderen Intoleranzen. Er zeigt jedoch ein starkes geographisches Nord-Süd-Gefälle. In den skandinavischen Ländern ist er sehr selten (0 bis 3 %), während er in Afrika und Asien zu 70 bis 100 % in der Bevölkerung vorkommt. In unseren Breiten (Mitteleuropa mit Deutschland, Österreich und der Schweiz) liegt das Vorkommen im Mittelfeld, so dass man bei 10 bis 30 % der Bevölkerung davon ausgehen kann, dass ein derartiger Enzymdefekt vorliegt. Wie bei der zuvor besprochenen Fructoseintoleranz gibt es aber auch den sekundär erworbenen Mangel, dessen Ursachen in etwa gleich zu sehen sind.

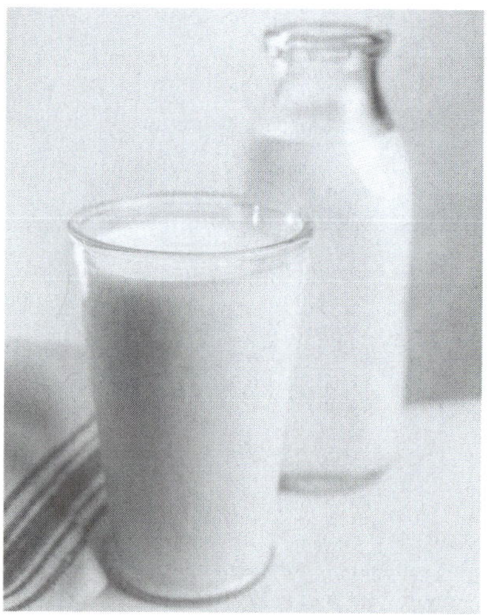

Abbildung 7: Milch ist ein Nahrungsmittel, das nicht von allen Menschen vertragen wird.

Spürbar wird es dadurch, dass circa eine Stunde nach dem Verzehr von milchzuckerhaltigen Lebensmitteln der Milchzucker von den Bakterien vergoren wird. Dadurch entsteht wieder eine Reizdarmsymptomatik mit Blähungen, Durchfall bzw. schleimigen Stühlen.

Zu beachten ist, dass Milchpulver oder sogar Lactose vielen Lebensmitteln von der Industrie zugesetzt wird (beispielsweise Schokolade, Gebäck, Fertigprodukten). Milch enthält circa 4,5 % Milchzucker, Sauermilchprodukte entsprechend weniger, weil durch die Bakterien der Milchzucker bereits weitgehend vergoren wurde. Es besteht jedoch kein Unterschied zwischen Kuh-, Schafs- oder Ziegenmilch bezüglich der Lactose. Leider haben 80 % der Personen mit Lactoseintoleranz auch eine Fructoseintoleranz. Laut Ledochowski kommt eine isolierte Lactoseintoleranz in Österreich sehr selten vor.

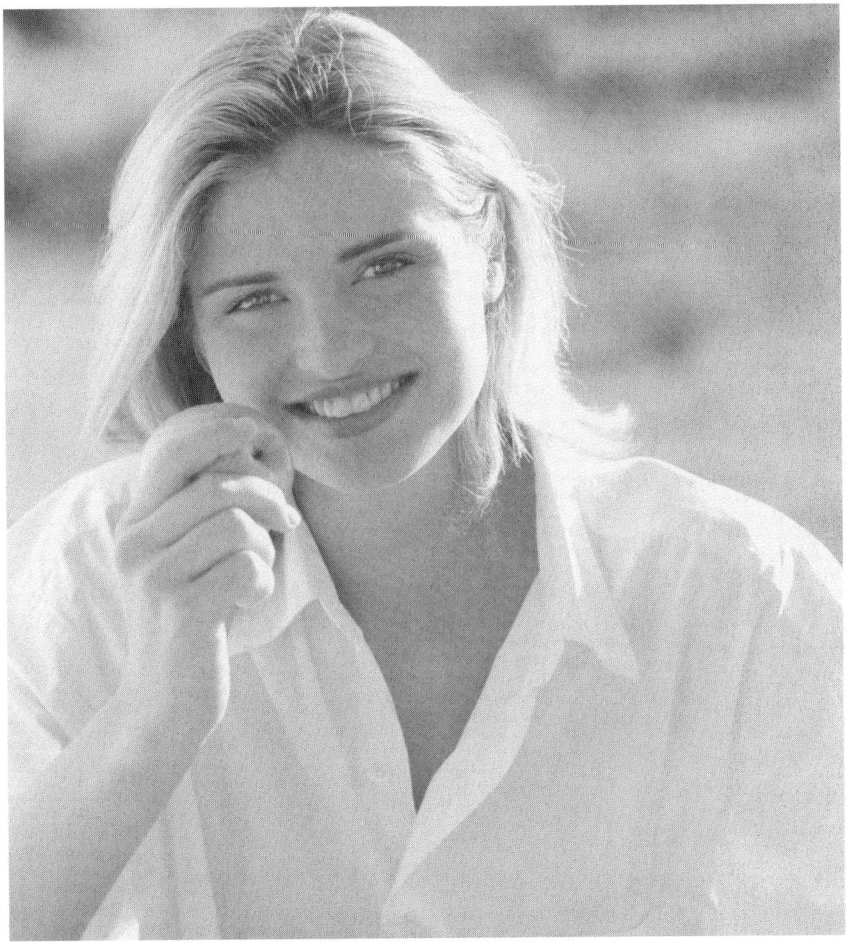

Abbildung 8: Gut verträgliche Nahrung macht gesund und schön.

Die Rolle des Verdauungsapparates bei allergischen Erkrankungen

Die Aufgabe des Verdauungsapparates ist es, die Speisen so aufzubereiten, dass eine für den Stoffwechsel verwertbare Nährlösung entsteht. Der Verdauungsapparat beginnt bei den Lippen und endet beim After. Das Zusammenwirken unterschiedlichster Funktionen ist notwendig, um das Ziel – eine verwertbare Nährlösung zu erhalten – zu erreichen. Diesen Vorgang kann man insgesamt als Ernährung bezeichnen.

Sich zu ernähren bedeutet nicht nur die Zufuhr von Lebensmitteln, sondern auch den Umgang, die Verwertung derselben. Vielfach wird Ernährung aber damit gleichgestellt, wie viel von welchem Lebensmittel gegessen wird. Es hat zwar Bedeutung, dass wir uns in Zeiten von BSE, Umweltbelastung und Verschmutzung um die Qualität der Lebensmittel bemühen. Artgerechte Tierhaltung, biologische Landwirtschaft und der ehrfurchtsvolle Umgang mit der Produktion von Nahrungsmitteln sind sicher wichtiger denn je. Aber wir müssen auch die Frage stellen, ob das, was wir im Moment essen möchten, von uns überhaupt verdaut werden kann.

Der österreichische Arzt Dr. Franz Xaver Mayr hat es sehr treffend formuliert:

„Die Ernährung ist das Ergebnis von Lebensmitteln und individueller Verdauungsleistung."

Ernährung

↓

Lebensmittel x Verdauungsleistung

Es muss sichergestellt sein, dass das, was wir essen (wollen), auch umgesetzt werden kann. Erst dann können wir von einer gesunden Ernährung sprechen. Allergien haben viel mit Fremdartigem zu tun. Letztlich definieren wir unsere Individualität durch eine bestimmte Eiweißstruktur. Diese ist genetisch festgelegt. Wahrscheinlich gibt es keine zwei Menschen auf der Welt mit der gleichen Eiweißstruktur. Unser Organismus erkennt auch sofort fremdartiges Eiweiß, was etwa bei Bluttransfusionen oder Organtransplantationen sehr wichtig ist. Es muss größtmögliche Übereinstimmung zwischen Spender und Empfänger herrschen, damit das Organ nicht abgestoßen wird. Dies zu erkennen und entsprechend zu reagieren, ist Aufgabe unseres Immunsystems.

Immunsystem

60 % des Immunsystems sind an den Verdauungsapparat gekoppelt. Hier wird über Verträglichkeit oder Allergie entschieden. Ist der Verdauungsapparat in Ordnung, sind Allergien seltener. Ohne Behandlung des Verdauungsapparates ist eine Allergie nicht behandelbar.

Nun ernähren wir uns täglich mit Lebensmitteln, die nicht nur körperfremdes Eiweiß darstellen, sondern sogar artfremdes, tierischen und pflanzlichen Ursprungs. Es stellt sich also die Frage, warum wir dieses Fremdeiweiß nicht abstoßen, im Gegenteil – wir ernähren uns davon und beziehen Kraft und Energie daraus.

Der entscheidende Schritt dazu erfolgt im Verdauungsapparat. Ganz allgemein gesprochen ist es dessen Aufgabe, die einzelnen Lebensmittel so weit abzubauen, dass ihnen die Fremdartigkeit entzogen wird. In Bezug auf das Eiweiß bedeutet dies, dass dieses in die kleinsten Bestandteile zerlegt wird – die so genannten Aminosäuren. Diese Aminosäuren werden nun als Mono-, Dio- oder Tripeptide (einzeln, zu zweit oder zu dritt) durch die Schleimhaut des Verdauungsapparates aufgenommen. In dieser Form haben sie keine Fremdartigkeit mehr. In der Folge kann im Stoffwechsel aus diesen einzelnen Aminosäuren das körpereigene Eiweiß aufgebaut werden.

Eine weitere Funktion des Verdauungsapparates ist die einer Barriere. Das bedeutet, dass der Verdauungsapparat die Grenze zwischen der

Innenwelt des Organismus und der Außenwelt als Darminhalt darstellt. Solange so ein Lebensmittel noch im Darminneren ist, unterliegt es den Gesetzmäßigkeiten der Verdauungsprozesse und ist noch nicht für den eigentlichen Stoffwechsel vorgesehen. Der Darm kontrolliert, was wann und wo aufgenommen werden darf.

Auf unser Eiweiß bezogen bedeutet dies, dass große Eiweißmoleküle nicht aufgenommen werden, sondern erst – wie oben beschrieben – zerlegt werden müssen. Eine intakte Barrierefunktion ist ein Kriterium eines gesunden Verdauungsapparates.

Sozusagen zur Sicherheit werden all diese Vorgänge vom Immunsystem kontrolliert. Wir finden dieses entlang des gesamten Verdauungsapparates – beginnend bei den Rachenmandeln über Seitenstränge, das Lymphgewebe im Bereich von Dünn- und Dickdarm bis zum Appendix (Blinddarm) – so dass circa 60 bis 70 % des gesamten Immunsystems an den Darm gekoppelt sind. Auch dies ist sehr sinnvoll, nachdem über den Verdauungsapparat täglich große Mengen an „Fremdmaterialien" in den Körper gelangen, die letztlich vom Immunsystem auf ihre Integrität und Verträglichkeit überprüft werden müssen.

Dieses darmassoziierte Immunsystem ist auch gleichzeitig das Lymphsystem. Die aufgenommenen Speisen werden via Lymphe zur Leber transportiert, wo sie weiterverarbeitet werden. Hier erkennt man wieder, wie sinnvoll und weise die Natur wichtige Funktionen vereint. Während des Transportes werden die Stoffe kontrolliert. Dies ist auch insofern von Bedeutung, als dann im Therapeutischen hier angesetzt werden kann.

Die Leistungsfähigkeit des Verdauungsapparates

Wie alles im Körper unterliegt auch diese Funktion des Verdauungsapparates bestimmten Gesetzmäßigkeiten. Dabei ist die Leistungsfähigkeit des Verdauungsapparates der entscheidende Faktor. Diese ist keine fixe Größe, sondern unterliegt Veränderungen, die wir auch beeinflussen können.

Die Leistungsfähigkeit des Verdauungsapparates hängt von folgenden Faktoren ab:

- Konstitution
- tageszeitliche Schwankung
- persönliches Verhalten

Konstitutionelle Faktoren

Jeder Mensch ist in gewisser Hinsicht ein Unikat und wurde von der Natur mit bestimmten Fähigkeiten und Merkmalen ausgestattet. Es ist wichtiger, zu lernen mit diesem Kapital umzugehen, als sich zu beklagen, dass der Nachbar über mehr Energie oder Kraft oder ein besseres Aussehen verfügt. Jeder kann und soll seine Möglichkeiten sinnvoll und verantwortungsbewusst einsetzen, so dass seine Konstitution möglichst lange gut erhalten bleibt. Häufig überschreiten wir Grenzen, nur um jemandem irgendetwas beweisen zu wollen, obwohl uns dies mehr Reserven raubt, als uns lieb ist.

Individualität

Wenn wir über individuelle Konstitution sprechen, ihr Vorhandensein feststellen, tun wir dies, ohne zu werten. Normal und anormal, besser oder schlechter sind keine Maßstäbe, jeder hat seine eigene Konstitution. Dies zu erkennen, zu akzeptieren und sich seiner Konstitution gemäß zu verhalten, ist eine tägliche Herausforderung.

Tageszeitliche Schwankungen

„Frühstücke wie ein Kaiser, esse wie ein Bürger zu Mittag, esse wie ein Bettler zu Abend“ oder „Ein Apfel am Morgen ist Gold, zu Mittag Silber, am Abend Blei“, so lauten Sprichwörter, nach denen sich noch etliche Menschen, vor allem in ländlichen Regionen, richten.

Die deutsche Sprache hat viele Sprichwörter, die gerade diese Naturgesetzmäßigkeiten ausdrücken. In der modernen Medizin hat sich ein Zweig etabliert, der sich der Erforschung dieser Rhythmen widmet – die Chronobiologie. Viele bis alle Stoffwechselprozesse unterliegen solchen Rhythmen – die hormonelle Regulation, der Schlaf-Wach-Rhythmus, die Leberfunktion, die Verdauungsfunktion, um nur einige zu nennen. Somit bestätigt die moderne Forschung, was der Volksmund seit jeher vermittelt. In der chinesischen Medizin gibt es eine so genannte Organuhr. Sie zeigt uns, zu welcher Tageszeit ein Organsystem maximale Energie hat. Zwar ist dies auf die chinesischen Meridianzusammenhänge bezogen, aber auch hier hat der Verdauungsapparat am Abend nur eine geringe Leistungsfähigkeit.

Die Organuhr – Soiegelbild der inneren Rhythmik

Erkennen wir nun, dass zu dieser Zeit die Leistungsfähigkeit des Verdauungsapparates am geringsten ist, stellt sich die Frage nach den Konsequenzen für unser Verhalten. Handeln wir nach dieser Gesetzmäßigkeit? Leider nicht, wir tun genau das Gegenteil. Viele Berufe erlauben kein Mittagessen in Ruhe, für manche ist es verpönt, weil das Essen zu müde macht. So essen viele Arbeiter, Angestellte und Unternehmer erst abends, oft erst zu fortgeschrittener Stunde und obendrein noch zu üppig. Auch Geschäftsessen, private Einladungen und Verpflichtungen finden abends statt, und sei es nur, um nach einem langen Arbeitstag im Kreise der Geschäftspartner, Freunde oder Familie zusammenzukommen und Zeit und Ruhe zum Essen zu finden. Für unseren Organismus und das unser Verdauungssystem ein denkbar schlechter Zeitpunkt. Verhielten wir uns nach den erwähnten Erkenntnissen, müssten die Hauptmahlzeiten morgens und mittags gegessen werden und abends allenfalls eine kleine, leicht bekömmliche Mahlzeit. Geboten ist auch, am Abend keine Rohkost zu essen, da diese als lebendige Vitalkost viel Verdauungsleistung fordert, um umgesetzt zu werden. Also ganz bewusst auch nicht nach der häufig anzutreffenden, aber falsch verstandenen Empfehlung leben: „Man könne nicht genug Rohkost essen." Häufiges Resultat dieser Empfehlung: Blähungen, Druckgefühl, Unwohlsein, Schlafstörungen und vieles andere mehr.

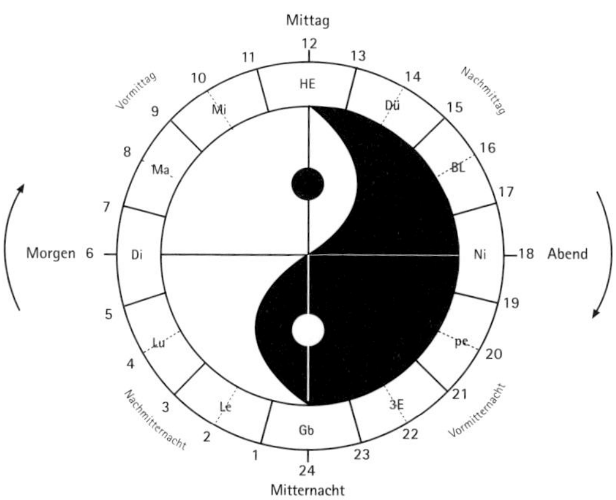

Abbildung 9: Leben nach der Organuhr: Abends keine Rohkost essen!

Persönliches Verhalten – Was unser Verdauungsapparat braucht

An erster Stelle sei hier die Esskultur genannt. Gerade bei der Allergie ist sie besonders wichtig! Essen bedeutet Genießen, Schmecken und Auskosten der Speisen. Essen ist mehr als nur Nahrungsaufnahme. Um dies alles zu erreichen, müssen Sie sich vergegenwärtigen, dass der Verdauungsapparat bei den Lippen beginnt.

> Die erste Stufe der Verdauung ist das ausführliche und genießerische Kauen.

Aufgabe der Zähne ist es, die Speisen zu zerkleinern. Dies ist absolut notwendig, damit die Verdauung bereits im Mund durch den Speichel beginnen kann. Auch im nachgeordneten Verdauungsapparat erfolgt die chemische Verdauung wesentlich besser und effektiver, wenn durch ausreichendes Kauen die Oberfläche der Speisen entsprechend vergrößert wurde. Die Verdauungssäfte finden dann mehr Angriffsfläche vor. Geschmack kann nur in der Mundhöhle entstehen. Durch gutes Kauen entsteht ein Speichel-Speise-Brei, dessen Qualität von den freien Nervenendungen im Mundbereich registriert wird. Diese leiten die Information an das Gehirn weiter, wo dann eine entsprechende Verknüpfung der bestehenden Erfahrungen erfolgt. Dann erst „schmecken" Sie die einzelnen Qualitäten, wie süß, bitter, salzig, sauer, wohlschmeckend oder „pfui Teufel – alles ausspucken". Ohne entsprechendes ausreichendes Kauen reduziert sich das Geschmackserlebnis auf ein Minimum. Auch ist ein Schmecken mit der Leber, dem Magen oder dem Dünndarm nicht mehr möglich.

In diesem Zusammenhang wird auch die Bedeutung gesunder Zähne klar. Ohne diese ist die erste Funktion des Verdauungsapparates nicht möglich.

Kauen hat aber auch die Förderung der Speichelproduktion zur Folge. Diese ist einerseits als Starter für die Kohlenhydratverdauung im Mund wichtig, andererseits erfolgt dadurch auch eine erste Information über die Art der Zusammensetzung der Speisen für den Organismus. Dies hat auch Einfluss auf die Bildung von Verdauungssäften der Bauchspeicheldrüse sowie des Dünndarmes selbst. Wird schlecht gekaut, versiegt die Speichelproduktion und lässt auch die Verdauungsleistung immer mehr nach.

Drei Mahlzeiten am Tag

Neben dem guten und ausreichenden Kauen und Einspeicheln ist es auch wichtig, dass der Verdauungsapparat ausreichend Zeit hat, die aufgenommenen Speisen dann chemisch zu verdauen. Häufige Zwischenmahlzeiten stören diesen Prozess mehr, als allgemein angenommen wird. Daher ist auch das häufige Essen ungünstig. Im Allgemeinen kommt man sehr gut mit zwei größeren Mahlzeiten (morgens und mittags) sowie einer kleineren Mahlzeit am Abend aus. Letztere sollte wie oben erwähnt nicht nur leicht bekömmlich sein, sondern auch möglichst früh eingenommen werden. Nachdem die Leistungsfähigkeit des Verdauungsapparates abends geringer ist, wird bei der Abendmahlzeit die Pflege der Esskultur besonders wichtig.

Ernährung im gesunden Dreischritt – morgens und mittags größere und abends kleinere Portionen – hilft, dabei vor (Verdauungs-)Übel zu bewahren.

Viel freie Flüssigkeit

Für den Stoffwechsel ist es außerdem wichtig, dass ausreichend Flüssigkeit vorhanden ist. Dies erfordert das Trinken von freier Flüssigkeit in ausreichender Menge. Zu empfehlen sind circa 2 bis 3 Liter gutes Quellwasser, eventuell stille Mineralwässer, kurz gebrühte, so genannte blonde Kräutertees sowie eine Gemüsebrühe. Industriegetränke – Cola, Fanta oder Energiedrinks –, Fruchtsäfte, Milch, Alkoholika und Bohnenkaffee zählen dabei nicht als Getränke.

Viele Störungen des Verdauungsapparates im Sinne einer Obstipation lassen sich alleine dadurch günstig beeinflussen, dass mehr freie Flüssigkeit getrunken wird.

Die richtigen Nahrungsmittel

Auch die Auswahl der Lebensmittel erfolgt heute oft sehr einseitig, so dass es zu einer Säurebelastung kommt. Diese lässt sich vermeiden bzw. reduzieren, wenn neben der Pflege der Esskultur ausreichend Gemüse, reifes heimisches Obst und kaltgepresste Pflanzenöle gegessen werden.

Sie allein bestimmen, wie Ihr Verdauungsapparat reagiert
Für die Durchführung dieser einfachen Grundprinzipien einer Esskultur ist jeder selbst verantwortlich. Langsames Essen, gutes Kauen und einspeicheln führt jeder für sich durch. Man muss sich tagtäglich bei jeder Mahlzeit darum bemühen.
Es neu zu lernen, ist eine der wichtigsten Aufgaben in der Therapie nach Mayr. Er nannte dieses Fehlverhalten auch die Kardinalfehler der Ernährung.

Kardinalfehler der Ernährung nach F.X. Mayr

Wir essen
- zu schnell (zu hastig hinuntergeschlungene Mahlzeiten),
- kauen zu schlecht (Speisebrocken statt Speisebrei),
- speicheln zu wenig ein (schlucken zu schnell hinunter),
- essen zu oft (hier ein Häppchen, dort eine Zwischenmahlzeit),
- zu viel (über das Sättigungsgefühl hinaus),
- zu spät am Abend (kurz vor dem Zubettgehen),
- zu sauer (zu viel Fleisch, Fisch und Käse) und
- trinken zu wenig (oder falsch: nicht jede Flüssigkeit gilt als Getränk!).

Somit haben wir mit unserem Verhalten die Möglichkeit, unsere Verdauungsleistung zu beeinflussen – in beide Richtungen. Im positiven Sinne durch sinnvolles Verhalten und Nutzung unserer Stärken. Im negativen Sinne durch Fehlverhalten und Überforderung. Und gerade in der Überforderung liegt der erste Schritt hin zur Krankheitsentwicklung.

Zitat

Wir dürfen unserem Körper nur so viel zuführen, wie er im Verdauungsapparat abbauen, im Stoffwechsel umsetzen und den Rest über die Ausscheidungsorgane (Darm, Niere, Lunge, Haut) wieder eliminieren kann.
Prof. Pirlet (Uni Frankfurt)

Dies bedeutet für den Verdauungsapparat, dass immer dann, wenn Teile der zugeführten Lebensmittel nicht ordnungsgemäß verdaut wurden, sie in der Folge von Bakterien zersetzt werden. Ordnungsgemäß bedeutet in diesem Zusammenhang rechtzeitig und vollständig. Die normale Verdauung ist immer ein Gleichgewicht zwischen enzymatischer Verdauungsleistung und bakterieller Zersetzung. Normalerweise bleibt den Bakterien gerade so viel, dass sie im Sinne einer Symbiose (gegenseitiges Zusammenleben) gut gedeihen, aber nicht überhand nehmen. Überfordern wir nun unsere Verdauungsleistung durch Vernachlässigung der Esskultur, erhalten die Bakterien so viel Nahrung, dass es zu Fehlverdauungsprozessen kommt. Diese sind, je nach Nahrungsbestandteil, entweder Gärung (aus Kohlenhydraten) oder Fäulnis (aus Eiweiß). Beide Prozesse stören aber in entscheidender Weise die Integrität des Verdauungsapparates und sind damit auch Wegbereiter für allergische Erkrankungen.

Die intestinale Autointoxikation als entscheidende biochemische Grundlage allergischer Reaktionen

Überforderung der Verdauungsleistung führt zur Fehlverdauung. Dies bedeutet, dass z.B. ein Zuviel an Eiweiß statt enzymatisch abgebaut, bakteriell zersetzt wird. Leider müssen wir auch davon ausgehen, dass heute im Durchschnitt zu viel Eiweiß gegessen wird. Oft ist dies das Doppelte bis Dreifache des täglichen Bedarfs (Näheres hierzu siehe in Mayr/Stossier: „Gesund leben durch die Eiweiß-Abbau-Diät", Haug Verlag, 2000).

Wird jedoch dieses Eiweiß nun von Bakterien zersetzt, entstehen so genannte biogene Amine. Deren Hauptvertreter, das Histamin, haben wir als wichtigsten Auslöser von allergischen Reaktionen kennen gelernt. Aber auch andere biogene Amine entstehen – Cadavarin (Leichengift), Putrescin, Spermin, Spermidin, Thyramin sowie Indol und Skatol. Manche davon, wie Spermidin, setzen selbst Histamin frei, andere verstärken die Histaminwirkung, indem sie über gleiche Enzyme abgebaut werden (siehe Seite 30).

Ähnliches erfolgt bei Gärungsprozessen bei übermäßiger Kohlenhydratzufuhr. Hier ist die Wirkung auf allergische Erkrankungen eher eine indirekte. Gärung bedeutet die Bildung von Alkohol, Säure und Gas. Sowohl Alkohol als auch Säure beeinträchtigen die Funktion des Verdauungsapparates, speziell die Barrierefunktion. Alkohol wirkt fettlösend, so dass die Schleimhaut des Verdauungsapparates bildlich gesprochen löchrig wird, das heißt durchlässiger für Substanzen aus dem Inneren des Verdauungsapparates, die normalerweise nicht oder zumindest noch nicht aufgenommen werden sollten. Somit gelangen Stoffe, auch größere, schlecht bzw. unvollständig abgebaute Eiweißbruchstücke in den Organismus. Das darmassoziierte Immunsystem erkennt dies als Fremdeiweiß und reagiert nach entsprechender Sensibilisierung allergisch darauf.

Dieser Vorgang wird als intestinale Autointoxikation bzw. Selbstvergiftung aus dem Darm bezeichnet.

Andererseits haben wir Alkohol als hemmenden Faktor beim Histaminabbau kennen gelernt. Ein Gärungsprozess durch übermäßigen Kohlenhydratkonsum verstärkt somit die Allergiesymptomatik. Am ungünstigsten sind Zustände im Verdauungsapparat, bei denen sowohl Gärung als auch Fäulnis vorkommen.

Zusammenfassung

- Fehlverdauungsprozesse wie Gärung und Fäulnis stören die Integrität und Funktion des Verdauungsapparates auf mehreren Ebenen.
- Die Barrierefunktion des Verdauungsapparates wird aufgehoben, der Darm wird löchrig und damit durchlässig für Inhaltsstoffe aus dem Darm.
- Die Verdauung von Lebensmitteln erfolgt unvollständig und unzureichend. Hierdurch entstehen u.a. biologisch hochwirksame Stoffe, die Allergie auslösend sein können.
- Durch den Verlust der Barrierefunktion werden die Toxine teilweise in den Körper aufgenommen, was als intestinale Autointoxikation bezeichnet wird.
- Sowohl der Prozess der Gärung und Fäulnis als auch die immunologischen Reaktionen auf die entstehenden Toxine verbrauchen Mineralstoffe zur Entschärfung der Situation.
- Durch die Behandlung von Gärung und Fäulnis sowie langfristiges Vermeiden derselben lassen sich viele allergische Reaktionen verhindern.

Dysbiose – Candidose – Parasitose

In unserem Verdauungsapparat lebt eine unvorstellbar große Zahl von Bakterien. Es wird angenommen, dass die Zahl der Bakterien größer ist als die Zahl der Zellen des Organismus. Diese Bakterien leben in Symbiose, das heißt erfüllen bestimmte Aufgaben im Verdauungsprozess.

Ein Missverhältnis der normalen gesunden Darmflora (Gesamtheit der Bakterien) wird als Dysbiose bezeichnet. Die Gründe hierfür können unterschiedlich sein – bestimmte Erkrankungen, Antibiotikatherapie oder, wie zuvor dargestellt, eine mangelnde Esskultur. Eine Belastung mit Amalgam – dessen Hauptvertreter Quecksilber wie ein Antibiotikum wirkt – führt ebenfalls zur Dysbiose.

Eine Dysbiose kann nur das Verhältnis einzelner Bakterien zueinander betreffen. Einzelne Stämme werden vermindert, andere vermehrt. Treten nun verstärkt Bakterien auf, die zu Fäulnis führen, wie Proteus pseudomonas oder Clostridien, so entstehen wieder eine Reihe von biogenen Aminen aus dem Eiweißabbau. Diese biogenen Amine spielen bei der Histaminintoleranz eine entscheidende Rolle.

Pilzerkrankung

Dysbiose kann aber auch das Auftreten von Pilzen im Darm bedeuten, deren Hauptvertreter Candida albicans ist. Die Rolle von Pilzen als Krankheitsursache wird zwar nach wie vor unterschiedlich beurteilt, eine Candidose ist aber eindeutig wegbereitend für Allergien und/oder Intoleranzen (siehe hierzu Mayr/Stossier: „Die Candida-Diät“, Haug Verlag, 2000).

Candidose erfüllt alle Kriterien einer Darmstörung, die zur Allergie führt:

- Candida albicans hat die Fähigkeit, Histamin freizusetzen.
- Candida albicans bildet eine Reihe von Toxinen, von denen ungefähr 60 näher identifiziert wurden.
- Gärungsalkohole blockieren den Histaminabbau.

Insgesamt führen die Toxine zur Desintegration der Schleimhaut des Verdauungsapparates und damit Störung der Barrierefunktion. Im angloamerikanischen Sprachgebrauch wird dies als „Leaky-Gut-Syndrom" bezeichnet. Der Darm wird löchrig und durchlässig für Inhaltsstoffe. Dies ist Voraussetzung für die intestinale Autointoxikation, wie sie oben beschrieben wurde.

Eigene Beobachtungen haben gezeigt, dass bei gut 50 % der Patienten eine Candidose vorkommt. Diese wiederum bedingt, dass in weit über 90 % der Fälle auch ein oder mehrere Lebensmittel nicht vertragen werden. Daher ist die Candidose wie ein roter Teppich für Lebensmittelintoleranz zu sehen.

Untersuchungen insgesamt		148
davon Candidose		76
davon Lebensmittelintoleranzen		74
	Bäckerhefe	61
	Kuhmilchprodukte	50
	Weizen	29

Tabelle 7: Untersuchung auf Candidose und Lebensmittelintoleranzen

- Mehrfache Lebensmittelintoleranzen sind die Regel, in nur zwei Fällen einer Candidose fand sich keine Lebensmittelintoleranz.
- Natürlich kann es aber auch umgekehrt sein, dass eine Lebensmittelintoleranz langfristig zu einer Dysbiose bzw. Candidose führt.

Parasiten

Für Parasiten gilt Ähnliches. Parasiten sind Schmarotzer, die vornehmlich im Verdauungsapparat auf Kosten des Wirtes leben. Hierzu zählen verschiedenste Würmer, Rickettsien, Amöben oder Lamblien. Durch viele Auslandsreisen sind auch primäre „Exoten" bei uns häufiger anzutreffen als erwartet. Parasitenbefall wird immer mit mangelnder Hygiene gleichgesetzt, was aber grundsätzlich nicht stimmt. Wir müssen davon ausgehen, dass Parasiten häufiger vorkommen als angenommen. Schätzungen gehen von bis zu 25 % der westlichen Bevölkerung aus.

Wie äußert sich ein parasitärer Befall?

Klinische Beschwerden einer Parasitose sind Magen-Darm-Störungen, Juckreiz am Körper, vor allem Afterjucken, Störungen des Allgemeinbefindens mit Müdigkeit und Abgeschlagenheit. Diese treten oft völlig in den Hintergrund oder werden regelmäßig wiederkehrend mit mehr oder weniger langen beschwerdefreien Intervallen beobachtet. Blutarmut und Gedeihstörungen bei Kindern durch Wurmbefall kommen ebenfalls vor und sollten immer in die Überlegung mit einbezogen werden. Häufig jedoch verlaufen parasitäre Belastungen nicht mit den klassischen Beschwerden.

Sobald der Parasit vom Organismus als fremd erkannt wurde, versuchen

Aus der Praxis

Patient S.M., 13 Jahre

Beschwerden: fühlt sich insgesamt wohl, jedoch Nachlassen der schulischen Leistungen, die Konzentration lässt nach, ist aktiv, treibt Sport, aber es fehlt die Kraft.

Untersuchung nach Mayr: Ein fester Bauch, die Leber vergrößert, Flüssigkeitsgeräusche (Quatschen) im rechten Unterbauch.

Untersuchung mittels AK: bei normaler Muskelreaktionslage ergibt sich eine Schwäche im Dünndarmbereich, welche durch die Arznei Pantelmin ausgeglichen wird. Hierdurch Hinweis auf Parasitenbelastung. Darüber hinaus zeigt sich ein Bedarf an verschiedenen Mineralstoffen.

Bei der Kontrolle nach 3 Wochen wird eine kurzzeitige Besserung mit nachfolgender Verschlechterung festgestellt. Erneuter Therapiezyklus. Dies wiederholt sich noch insgesamt 2 Mal, dann anhaltende Besserung. Nach 2 Monaten stabilisiert sich der Zustand, die körperliche Leistungsfähigkeit gesteigert, Konzentration gut, schulische Leistungen wieder besser.

spezielle Abwehrzellen, so genannte eosinophile Granulozyten, diesen auszuschalten. Eine Eosinophilie (Anstieg dieser Gruppe von weißen Blutzellen) im Blutbild sollte Anlass geben, in diese Richtung zu denken. Der Umkehrschluss jedoch, dass eine normale Konzentration der Eosinophilen eine Parasitose ausschließt, ist nicht zulässig.

Was bewirken die Parasiten?

Parasiten wirken auf die unterschiedlichste Weise allergisierend. Einmal stellen sie selbst ein artfremdes Eiweiß dar, das Reaktionen hervorruft. Im biochemischen Ablauf wird auch durch die Tätigkeit der eosinophilen Leukozyten Histamin freigesetzt. Parasiten bilden aber selbst eine Reihe von Stoffwechselprodukten. Dadurch entsteht ein Mikromilieu, das zwar dem Parasit behagt und seinen Lebensbedingungen entspricht, aber gegen den Wirt – also Mensch – gerichtet ist. In diesem Milieu findet man wieder als Fäulnisprodukte so genannte biogene Amine, aber auch eine Reihe von Gärungsalkoholen. Letztere sind zum Teil spezifisch für einzelne Parasitenarten.

Zusammenfassung

Ob Dysbiose, Candidose oder Parasitose, es findet sich immer wieder dasselbe Bild. Eine Dysbiose, egal welcher Ursache und Art, führt zu einem veränderten Milieu im Verdauungsapparat. Dieses Milieu begünstigt allergische Reaktionen und führt über die (Zer-)Störung der Integrität des Verdauungsapparates zur intestinalen Autointoxikation. Behandlungsziel wird also die Sanierung des Verdauungsapparates sein.

Allergie und Lymphsystem

Das Lymphsystem ist Teil der Abwehrstrategie des Organismus. Der Ausdruck „Lymphe" bedeutet Wasser. Gemeint ist damit das Gewebswasser oder besser die Gewebsflüssigkeit, die in Gewebsspalten fließt. Die Lymphe sammelt sich dann in sehr zarten Lymphbahnen, die als Transportsystem ähnlich dem Blutsystem den gesamten Körper durchziehen. In diese Lymphbahnen sind die so genannten Lymphknoten eingeschaltet. Hier wird die Lymphe gefiltert und im Sinne des Immunsystems auf Antigene überprüft. In den Lymphknoten selbst sind immunkompetente Zellen (Lymphozyten), die bei Bedarf sofort immunologisch reagieren können. Entsprechend den Aufgaben finden wir solche Abwehrzentren in Gebieten, wo potentiell Fremdartiges erwartet wird. Dies sind der gesamte Verdauungsapparat, beginnend im Rachen, die Mandeln, im Dünndarm die so genannten Payer'schen Plaques und der Appendix. Circa 60 bis 70 % des Immunsystems sind also an den Darm gebunden. Ähnliches gilt für die Lunge, wo über die Inhalation der Luft Fremdstoffe aufgenommen werden. Außerdem gehören der Thymus, die Milz sowie das Knochenmark zum Immunsystem im engeren Sinne. Diesen spezifischen Organen kommt die Gedächtnisfunktion zu, das heißt sie produzieren die speziellen Zellen, die bei einem Zweitkontakt mit dem Allergen reagieren.

Funktionsweise des Lymphsystems

Im Magen-Darm-Trakt erfolgt die Resorption der Speisen über das Lymphsystem. Wir können das Lymphsystem auch mit einer Kanalisation vergleichen. Über dieses Kanalsystem werden Abfallprodukte abtransportiert und der Kläranlage – den Lymphknoten – zugeführt. Nach erfolgter Reinigung wird nun das saubere Wasser wieder in das Blutsystem zurückgeleitet. Den Lymphknoten bzw. -stationen kommt also die Aufgabe der Reinigung, Entgiftung und Erkennung der Fremdartigkeit sowie Informationsweitergabe an den gesamten Organismus zu.

Wie überall kann das System überfordert sein. Ist das Angebot an Schadstoffen und damit der Bedarf an Reinigung größer als die momentane Kapazität zur Ausschaltung der Eindringlinge, kommt es zur Expansion der Kläranlage – die Lymphknoten werden größer. Bleibt das Angebot an Störstoffen bestehen, resultiert letztlich auch eine Stauung im Transportsystem.

Der Röntgenologe Weiss bezeichnete diese Stauung der Darmlymphe als „Radixödem". Dies deshalb, weil im Bereich des Aufhängeapparates des Dünndarms (der Wurzel = Radix) diese Lymphstauung (Ödem) sowohl sichtbar als auch spürbar wird. Als Radiologe konnte er dies röntgenologisch nachweisen, in der Untersuchung nach Mayr imponiert es als zum Teil sehr harter Widerstand in der Tiefe des Bauches.

Aus der Praxis

Ein Kollege, der gerade eine Mayr-Therapie durchführte, untersuchte auch seine Gattin. Nachdem er „etwas Hartes" im Bauch tastete, rief er ganz aufgeregt an. Als Intensivmediziner kenne er solche Befunde nur bei massiven Krebserkrankungen. Nach erfolgter Mayr`scher Untersuchung konnte er beruhigt werden. Es zeigte sich das Bild eines deutlichen Radixödems, das auch durch weitere Untersuchungen bestätigt werden konnte.

Auswirkungen des Radix-Ödems

Je stärker dieses Ödem ausgeprägt ist, desto häufiger kommt es auch zur Verlagerung von Darmschlingen, Irritationen und Schmerzen in der Wirbelsäule sowie Behinderung des gesamten Lymphabflusses, sowohl vom Oberkörper als auch von den Beinen her. Schwellungen in den Beinen, aber auch der Brust (bei der Frau besonders zu beachten!) sind also immer verdächtig auf eine Stauung der Radix. Gesellen sich noch Entzündungsvorgänge hinzu, ist dies mit „Schmerzen unklarer Genese" verbunden, die sowohl den Bauchraum, häufiger jedoch die Wirbelsäule betreffen. Viele unklare Kreuzschmerzen haben hierin ihre Ursache.

Leider müssen wir davon ausgehen, dass in allen Fällen von Verdauungsstörungen im Sinne von Gärung und Fäulnis nicht nur die Barrierefunktion des Darmes selbst gestört ist. Auch zwingen die aufgrund der Störung in den Organismus gelangten Stoffe das darmassoziierte Immunsystem zu einer Reaktion. So wird aber nicht nur das darmassoziierte Immunsystem blockiert, sondern es zeigen sich Auswirkungen im gesamten Organismus. Das heißt, auch andere Organsysteme erhalten die „Allergieinformation" und reagieren entsprechend. Letztlich müssen die in den Organismus gelangten Toxine weiter entgiftet und unschädlich gemacht werden. Dies erfolgt dann zum Beispiel durch die Leber.

Sowohl die klassische manuelle Lymphdrainage als auch die ärztlich durchgeführte manuelle Bauchbehandlun sind wichtige therapeutische Maßnahmen ind der Behandlung des Lymphstaus. Darüber hinaus stehen eine Reihe von gut wirksamen Arzneien zur Verfügung, die ebenfalls die Lymphzirkulation verbessern. Immer ist auf ausreichendes Trinken zu achten, da ohne Flüssigkeit ein Fließen der Lymphe nicht möglich ist.

In der Therapie des Lymphstaus braucht man viel Geduld, da sich das Lymphsystem nur langsam regeneriert. Es lässt sich jedoch rasch eine Beschwerdefreiheit oder zumindest Reduktion erzielen, wenn man den therapeutischen Richtlinien von F.X. Mayr folgt.

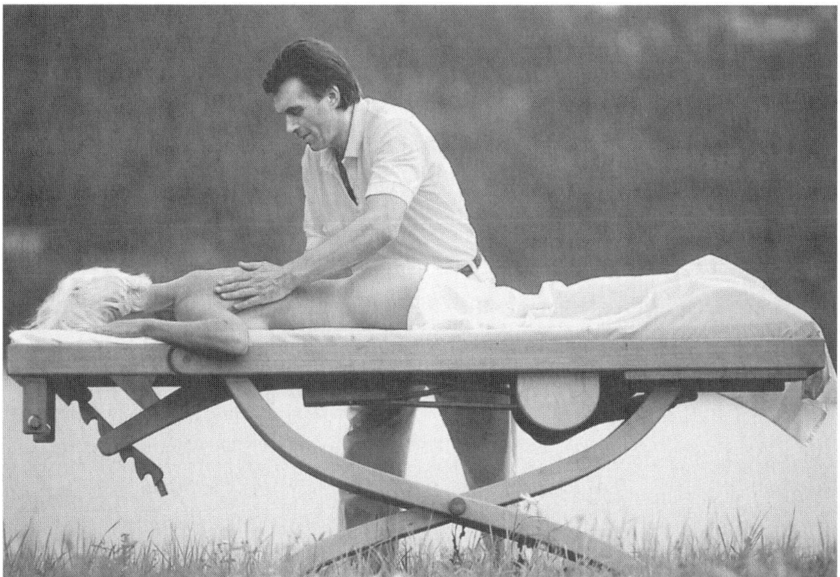

Abbildung 10: Lymphdrainagen entgiften den Körper.

Diagnostik nach F.X. Mayr

Der österreichische Arzt Dr. Franz Xaver Mayr entwickelte sein Diagnose- und Therapiesystem am Anfang des letzten Jahrhunderts. Nun kann man behaupten, dass dies in der heutigen Medizin schon als uralt zu bezeichnen ist – tatsächlich aber hat es nichts an Aktualität eingebüßt.

Mayr stieß bereits während seines Medizinstudiums auf die Frage nach einem gesunden Verdauungsapparat. Logische Fragen, auf die er weder als Student der Medizin noch später als praktizierender Arzt ausreichende Antworten erhielt.

Drei essentielle Fragen

- Woran erkennt man das Gesunde?
- Wo geht das Gesunde ins Krankhafte über?
- Was sind die Kriterien eines gesunden Verdauungsapparates im Speziellen und des gesamten Menschen im Allgemeinen?

In der Folge widmete Mayr seine medizinische Tätigkeit diesen Fragen und damit der Erforschung des Verdauungsapparates. Mayr behandelte nun all seine Patienten so, als ob ihr Verdauungsapparat nicht in Ordnung wäre. Egal, ob sie diesbezüglich Beschwerden angaben oder nicht. Er legitimierte dies durch die fehlenden oder mangelhaften Kenntnisse oben genannter Kriterien eines gesunden Verdauungsapparates und ließ seine Patienten auf die unterschiedlichste Weise fasten. Gleichzeitig reinigte er ihren Verdauungsapparat und achtete auf die Esskultur. Dabei zeigten sich vorerst völlig unerwartete, später exakt vorhersagbare Ergebnisse.

Durch die Verbesserung des Verdauungsapparates verschwanden nicht nur Beschwerden desselben, sondern auch jene, die nach oberflächlicher Betrachtung nichts damit zu tun hatten. Nämlich Herz-Kreislauf-Erkrankungen, Lungen- oder Nierenleiden und vieles mehr.

Die gesundheitlichen Verbesserungen folgen immer bestimmten Gesetzmäßigkeiten und lassen sich bis zu einem Zustand idealer Gesundheit verfolgen.

Auch jene, die sich als verdauungsgesund fühlten oder bezeichneten, zeigten Abweichungen vom Zustand der idealen Gesundheit und sind somit als belastet bzw. verschlackt zu bezeichnen.

Indem Mayr diese Gesetzmäßigkeiten erkannte, entwickelte er ein Bild eines „ideal gesunden Menschen". Wie bei einem Puzzle fügte er alle erhobenen Diagnosemerkmale von ideal gesunden Organen zu einem Bild, einer Fiktion bzw. Idee zusammen. Mayr selbst jedoch erkannte und betonte, er habe nie an einer Person alle Zeichen idealer Gesundheit zugleich gefunden. Aber somit ist etwas völlig Neuartiges in der Medizin entstanden. Ein nachvollziehbares und definiertes Idealbild eines gesunden Menschen, im Gegensatz zu Normalbefunden und Werten.

Diagnostik der Gesundheit

In der Diagnostik nach Mayr lässt sich feststellen, wie weit der Einzelne im Moment von diesem Idealbild abweicht, wo mehr – wo weniger. Somit lassen sich bereits im Vorfeld manifester Erkrankungen Tendenzen feststellen. Noch bevor Normwerte aus Labor, Ultraschall oder anderen modernen Verfahren Abweichungen zeigen, lassen sich Belastungen objektivieren. Im Verlauf der Behandlung wird so erkennbar, ob der eingeschlagene Weg zur Gesundung, also Richtung Idealzustand verläuft oder nicht.

Damit entwickelte Mayr auch eine Diagnostik der Gesundheit. Wie erfrischend ist diese Tatsache, wo es doch sonst in der Medizin immer nur um Krankheit geht. Und wenn Gesundheit nicht nur das Fehlen von Krankheit ist, sondern eine eigenständige in uns befindliche Kraft, so gilt es, diese nicht nur zu erhalten, sondern zu fördern. Vitalität und Lebensfreude stehen daher als Ziel des Gesundungsprozesses.

Die ideale Gesundheit ist ein Zustand, an dem es nichts zu verbessern gilt. Alle Organsysteme arbeiten zweckmäßig mit einem Maximum an Effektivität und Leistung bei einem Minimum an Aufwand. Diese Ökonomie zeichnet den Gesundheitsbegriff Mayrs aus.

Eine ökonomische Funktion setzt ideale Bedingungen betreffend Form, Größe, Lage und Tonus der Gewebe und damit Organe voraus. Diese Kennzeichen einer optimalen Form und Funktion sind Kennzeichen der Diagnostik nach Dr. F.X. Mayr.

Diagnostik nach Mayr ist in erster Linie ein Erkennen mit unseren fünf Sinnen. Das bedeutet, nicht auf moderne Diagnosemöglichkeiten zu verzichten, sondern nur zuvor hinschauen, hinspüren, manuell untersuchen, die Qualität lebendiger Systeme erfahren, diese interpretieren und danach handeln.

Mayr beschränkte sich aber natürlich nicht auf den Verdauungsapparat, sondern beschrieb Zeichen der Gesundheit für den gesamten Organismus. Der entsprechend ausgebildete Mayr-Arzt wird also am Anfang all diese Kriterien untersuchen, bevor er eine Diagnose stellt. Die gesamten Untersuchungsabläufe hier darzustellen, würde den Rahmen unseres Themas sprengen, so dass ich mich nur auf einige wenige Details beschränke, die bei allergischen Erkrankungen wichtig sind.

Die Rolle des Bauches in der Mayr-Diagnostik

Ein gesunder Bauch lässt sich durch seine Form und Größe definieren. Bezüglich der Größe beschrieb Mayr mehrere Möglichkeiten zur Messung desselben. (Messungen im Mayr'schen Sinn führen immer zu Angaben in so genannten Querfingern – die Benutzung von Maßbändern ist zwar möglich, jedoch nicht unbedingt notwendig.) Wie aus Abbildung 5 ersichtlich wird, entspricht die Größe des gesunden Bauches in etwa der Spannweite der angelegten Hand.

Größenabweichungen ergeben sich durch vermehrten Platzbedarf einzelner Organe des Verdauungsapparates. Damit wird aber nicht nur der Bauch in seiner Gesamtheit an Größe gewinnen, sondern auch die Grenze der einzelnen Organe – je nach Notwendigkeit – entsprechende Änderungen zeigen.

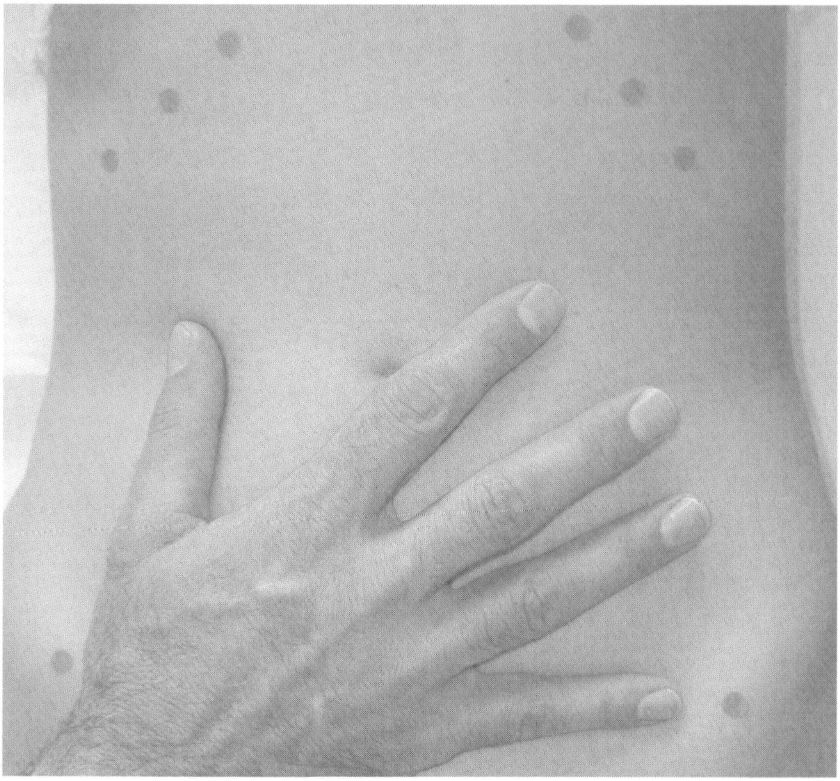

Abbildung 11: Bauchuntersuchung nach Mayr. Idealerweise ist der Bauch in etwa so groß wie die Hand. Daumen und Zeigefinger der untersuchenden Hand sollten den Rippenbogen berühren (gepunktete Linie). Hier sieht man eine Größenzunahme des Bauches: zwischen Fingern und Rippenbogen bleibt noch einiger Platz. Es sind also keine idealen Bedingungen mehr vorzufinden.

Neben der Größe ist auch der Spannungszustand – der Tonus – ein Beurteilungskriterium.

Ein ideal gesunder Bauch ist weich, elastisch, lässt sich gut und schmerzfrei untersuchen. Einzelne Organe können kurzfristig in ihrer Lage verändert werden, kehren aber rasch wieder an ihren Platz zurück. Theoretisch kann man auch den Bauch so weit durchdringen, dass an dessen Rückseite die Wirbelsäule gefühlt werden kann. Diese Spannkraft hält die Organe an ihrem Platz und ist für ihre optimale Funktion mitverantwortlich.

Gerade dieser Tonus wird nun bei allergischen Krankheiten verändert. Eingangs wurde davon gesprochen, dass die Allergie eine überschießende Reaktion darstellt. Selye spricht von anfänglicher Alarm-, später erhöhter Adaptationsreaktion. Mayr nennt dieses Stadium Exzitation. Dies bedeutet ein erhöhter Tonus der Gewebe, eine Art Reizzustand. Nachdem der Verdauungsapparat einen großen Anteil an Muskulatur besitzt, wird diese die Symptomatik beherrschen. Der Bauch wird fest, zum Teil hart, mitunter wird er auch spastisch, krampfartig reagieren. Anfänglich nach Allergenzufuhr, später, wenn die Reizung öfter erfolgt, bleibt er fast konstant in dieser Anspannungssituation. Die Beschwerden können von kolikartigen Schmerzen bis hin zur spastischen Obstipation reichen.

Ein weiteres Kriterium sind Beweglichkeit und Verschieblichkeit der einzelnen Organe insgesamt und untereinander. Kommt es wie bei der Allergie durch die Mediatorsubstanzen ausgelöst zur Entzündung, wird diese reduziert bzw. aufgehoben. Das bedeutet, dass die Druckänderung als Motor für Peristaltik, Blut- und Lymphabfluss wegfällt. Somit werden Stauungen begünstigt. Die Stauung der Radix, des Dünndarms, wurde bereits beschrieben (siehe Seite 50 ff.).

In Verbindung mit der entzündlichen Reaktion zeigt sich dies in einem Fortleiten der Druckwelle der Bauchaorta (große Bauchschlagader) an der Bauchdecke. Ist also ein pulsierender Ort an der Bauchdecke spür- bzw. sogar sichtbar, spricht dies für einen Reizzustand der Bauchlymphe. Anzunehmen ist eine Stauung und damit eine immunologische Belastung.

Eine bestehende Dysbiose ist durch Gärung und/oder Fäulnis charakterisiert. Gärung ist mit Bildung von Alkohol, Säure und Gas verbunden. Diese Gasbildung führt zu einem geblähten Bauch, im Extremen zu einem stark gespannten Trommelbauch. Viele Patienten berichten auch davon, nach jeder Mahlzeit (oder nur nach bestimmten Speisen = Hinweis auf Lebensmittelintoleranz) stark gebläht zu sein. Bei vielen ist dies so stark, dass der Gürtel nach dem Essen geöffnet werden muss (aber nicht wegen der zugeführten Menge!).

Bei der Fäulnis ist die Gasbildung zwar auch vorhanden, aber nicht so stark ausgeprägt. Dafür verbreiten die Schwefelverbindungen der Fäulnis oft üble Gerüche.

Diese verschiedenen Reaktionen als Zeichen der Belastung des Verdauungspparates laufen nebeneinander und gleichzeitig ab. Veränderungen des Tonus und der Spannkraft führen zur Lageveränderung der einzelnen Organe. Konsequenterweise ergeben sich Auswirkungen auf die Funktion des gesamten Verdauungsapparates.

Diese, nach charakteristischen Gesetzmäßigkeiten ablaufenden Prozesse bezeichnen wir als Enteropathie mach Mayr - als eine aus dem Verdauungsapparat resultierende Erkrankungstendenz.

Gehen wir außerdem davon aus, dass es im Zuge der Enteropathie zu einer Aufnahme von Giftstoffen aus diesen Fehlverdauungsprozessen kommt, so werden diese über den Organismus verteilt. Diese „Selbstvergiftung aus dem Darm" (intestinale Autotoxikatioon) führt dazu, dass sich auch eine Reihe von sogenannten Fernsymptomen finden. Diese wurden von Mayr als humoraldiagnostische Zeichen zusammengefasst. Beispiele hierfür sind Farbe und Spannkraft der Haut, erweiterte Hautgefäße – als Besenreiser bekannt – der Zustand von Nägeln, Haut oder Augen.

- entzündlicher Kotbauch
- Radixödem
- spastische Darmabschnitte
- Dysbiose
- Selbstvergiftung aus dem Darm

Tabelle 8: Diagnostische Details nach Mayr bei Allergien

Wie erkennt man eine Allergie/ Intoleranz?

Man weiß heute, dass Allergien Auslöser von vielen Erkrankungen sind. Hierzu zählen Neurodermitis, Asthma bronchiale, verschiedene Kontaktekzeme, Heuschnupfen oder Reizdarmsymptome. Handelt es sich um eine Typ-I-Reaktion vom Soforttyp mit genetischer Disposition, spricht man von Atopie. Auch gibt es eine Reihe von Beschwerden und Krankheitsbildern, die zwar an eine Allergie bzw. Intoleranz denken lassen, die aber nicht in das klassische Allergieschema passen. Hierzu zählen Kopfschmerzen, Migräne, chronische Sinusitis, Herzrhythmusstörungen, Magenbeschwerden, gastrointestinale Störungen, Reizdarm, Hauterkrankungen und vieles mehr. Man sollte sich auch nicht von modernen Diagnosen, wie Fibromyalgiesyndrom oder Polymyalgia rheumatica abschrecken lassen.

Aus der Praxis

Patient F. D., 23 Jahre

Beschwerden: seit ca. 1 Jahr unregelmäßig Bauchbeschwerden, zum Teil Durchfall, dann wieder normaler Stuhl. Einmal blutiger Stuhl. Häufig Darmkrämpfe, Gewichtsverlust, Beschwerden eher nach dem Essen aber nicht nur dann, unangenehmer nachts.

Viele Untersuchungen ergaben kein klares Krankheitsbild, möglicherweise Morbus Chrohn oder Colitis. Intensives Befragen ergibt enorme Stressbelastung als Auslöser.

Untersuchung nach F.X. Mayr: ergibt einen ausgeprägten spastischen Darm, zum Teil gebläht, enorme Druckempfindlichkeiten sowie Lymphstauung.

Die weitere Untersuchungen zeigen eine Histaminintoleranz mit Unverträglichkeit sämtlicher Getreide.

Nach 4 Wochen stationärer Mayr-Therapie mit Karenz der unverträglichen Lebensmittel langsame Besserung, Bereitschaft über den Auslöser zu sprechen.

Auch bei Bezeichnungen, wie „unklare Genese“ und „psychosomatisch“, sollten Rückschlüsse auf Allergie bzw. Intoleranz gezogen werden. Vor allem auch das große Gebiet der Frauenerkrankungen, angefangen von den Regelbeschwerden bis zu den Menopausebeschwerden, kann hiervon betroffen sein. Im Sportbereich lassen immer wiederkehrende Beschwerden am Bewegungsapparat, vor allem Muskel- und Sehnenansatzbeschwerden, an eine Intoleranz oder Allergie denken.

Hinweis

Treten Beschwerden im Zusammenhang mit dem Verzehr bestimmter Lebensmittel auf oder durch gleiche äußere Einflüsse, z.B. im Schlaf-Wohnbereich, ist zumeist eine Allergie im Spiel.

Klassische Allergiediagnostik

Die klassische Allergiediagnostik umfasst neben einer genauen Anamnese und Befunderhebung eine Reihe von Testverfahren bzw. Laboruntersuchungen, von denen einige im Folgenden kurz darstellt werden.

Laboruntersuchungen

Im Labor können zahlreiche Parameter bestimmt werden. Standard ist die Bestimmung der einzelnen Immunglobuline. Vor allem die Erhöhung von Immunglobulin E weist auf eine Typ-I-Sofortreaktion hin. Auch eine parasitäre Belastung weist hohe Immunglobulin-E-Spiegel auf. Genauer als die Bestimmung der Immunglobuline ist die Untersuchung auf allergenspezifische IgE-Antikörper.

In den letzten Jahren haben sich im Bereich der Lebensmitteltestung so genannte Immuntests etabliert. Dabei werden im Reagenzglas die Reaktionen gegenüber Immunglobulin der Klasse G überprüft. Dies würde am ehesten einer Typ-III-Reaktion nach Gell und Cooms entsprechen. Die Tests sind jedoch (noch) nicht allgemein anerkannt.

Provokationstests

Häufiger werden Provokationstests zum Nachweis einer Typ-I-Reaktion an der Haut durchgeführt. Dabei werden durch verschiedene Verfahren bestimmte Allergene auf die Haut aufgebracht bzw. in die Hautoberfläche eingebracht. Man beobachtet dann die Hautreaktion nach circa 20 Min. (Soforttyp), wegen möglicher Spätreaktionen aber auch noch nach 24 Stunden. Für die Tests stehen standardisierte Allergiemischungen zur Verfügung.

Zum Nachweis von Kontaktallergien (Spätreaktion Typ IV) werden die fraglichen Allergene meist am Rücken auf die Haut aufgetragen. Reaktionen treten erwartungsgemäß erst nach 2 bis 3 Tagen oder noch später auf.
Eine Provokation mit den Allergenen kann auch am Auge oder via Nase als inhalative Provokation durchgeführt werden. Beide Testes sind leicht durchzuführen, mitunter jedoch unangenehm, weil entsprechende klinische Reaktionen als beweisend für eine Allergie gewertet werden. Alle Provokationstests könnten zu akuten Reaktionen im Sinne einer Anaphylaxie führen, weshalb entsprechende Vorsichtsmaßnahmen für Notfälle getroffen werden müssen.

Neben diesen Testverfahren zur Verifizierung der Allergie Typ I bis IV gibt es einige Verfahren, die zwar für die Routinediagnostik zu aufwendig sind, sich für gezielte Fragestellungen jedoch bewähren.

Lymphozytentransformationstest

Dies ist ein spezieller Test zur Feststellung des immunologischen Status von Lymphozyten in Bezug auf spezifische Antigene. Somit lässt sich eine Differenzierung der immunologischen Reaktion auf fragliche Allergene durchführen. Aufwand und Kosten sind relativ hoch, so dass nur gezielte Fragestellungen, z.B. eine Unverträglichkeit gegenüber Zahnmaterialien den Aufwand rechtfertigen.

Histamin-Release-Test

Hier wird die Freisetzung von Histamin aus Leukozyten durch ein Allergen gemessen. Die Untersuchung zeigt nicht immer Übereinstimmung mit anderen Testes, ist kostspielig und nicht einfach in der Durchführung. Auch dieser Test eignet sich nicht zur Routinediagnostik.

Erweiterte Allergiediagnostik
Man erkennt also bei aller Wertschätzung der verschiedenen Tests, dass diese nicht immer den Druchbruch in der Allergiediagnostik bringen. Im Gegenteil – Experten sind sich einig, dass eine genaue Anamnese sowie eine exakte Fragestellung die Grundlage der Diagnosefindung bilden und die Tests nur einen – wenn auch wichtigen – Zusatznutzen darstellen.

Es ist daher Aufgabe einer ganzheitlichen Betrachtung, hier zu einer erweiterten Diagnostik zu kommen. Diese umfasst

- Diagnostik nach Dr. F.X. Mayr
- Diagnostik mittels Applied Kinesiology
- weitere spezielle Laboruntersuchungen

Diagnostik nach F.X. Mayr

Die Prinzipien der Diagnostik nach Mayr haben Sie bereits kennen gelernt (siehe Seite 53). Die Kriterien für eine allergische Disposition bzw. Intoleranz sind

- Enteropathie nach F.X. Mayr
- der entzündliche Kotbauch
- spastische Darmabschnitte
- Radixödem
- Zeichen einer Dysbiose
- Zeichen einer intestinalen Autointoxikation mit Fernsymptomen

Festzuhalten ist, dass in der Mayr'schen Diagnostik zwar die Vermutung einer allergischen Belastung gestellt werden kann, aber es ist nicht möglich, einzelne Allergene zu unterscheiden. Der Bauchbefund ist bei einer Lebensmittelintoleranz vergleichbar mit dem bei einer pollenassoziierten Allergie oder Histaminintoleranz bzw. Fructoseintoleranz. Hier ist eine weitere Differenzierung notwendig, wobei sich die Applied Kinesiology bewährt hat. Für die Verlaufskontrolle und Beurteilung von positiven und negativen Reaktionen während der Therapie ist die Beurteilung im Sinne Mayrs jedoch wichtig. Sie gibt zu jedem Zeitpunkt Aufschluss über den aktuellen Zustand.

Applied Kinesiology

Die Applied Kinesiology – im folgenden AK genannt – kommt aus dem Amerikanischen. Ihr Begründer George Goodheart D. C. ist Chiropraktiker. Aus dem manual-medizinischen Bereich kommend, erkannte er bald die Zusammenhänge von strukturellen Problemen mit inneren Organen, deren Stoffwechsel sowie Nährstoffen in Form von Mineralstoffen, Vitaminen und Spurenelementen. Selbstverständlich ist auch der emotionale Bereich integriert, so dass sich als umfassendes Denkmodell die so genannte „Triad of Health“ ergibt.

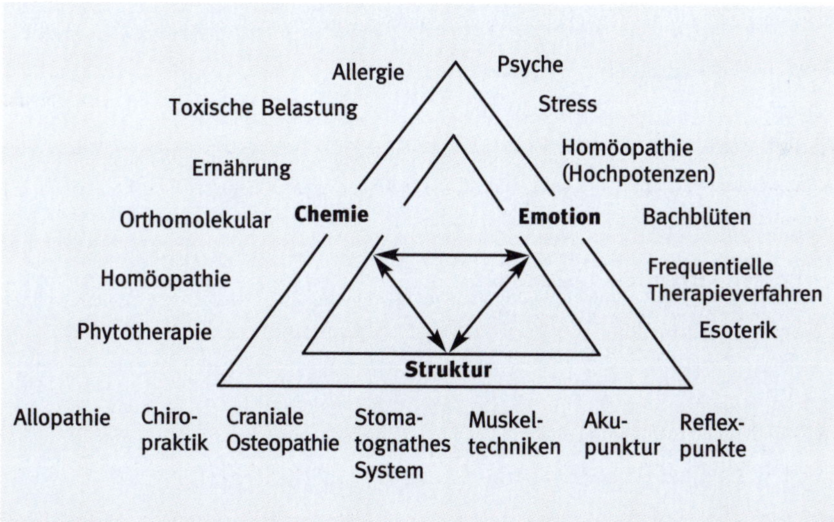

Abbildung 12: Triad of Health

Als diagnostisches Kriterium wird dabei der Muskeltest verwendet. Entscheidend dabei ist die Antwort des Systems auf zuvor gesetzte und klar definierte Reize, sichtbar und spürbar gemacht durch den Muskeltest.

Definition

Die AK ist in erster Linie eine diagnostische Methode, mit deren Hilfe die Reaktionslage lebender biologischer Systeme rasch und einfach überprüft werden kann.

Der Muskeltest als zentrale Informationsquelle

Ein richtig durchgeführter Muskeltest ist Voraussetzung, um durch AK verlässliche Ergebnisse zu bekommen. Um einen Muskeltest durchführen zu können, benötigt man für jeden Muskel eine definierte Testposition entsprechend dem Verlauf und der Funktion desselben.

Der Patient wird aufgefordert, den zu testenden Muskel mit maximaler Kraft gegen den Widerstand des Untersuchers zu kontrahieren. Der Untersucher übt einen Gegendruck so lange aus, bis er erkennt, dass der Patient an seinem individuellen Kraftniveau angelangt ist.

Dann erhöht der Untersucher seinen Druck um maximal fünf Prozent und überprüft, ob der Patient dieser Kraftsteigerung standhält. Idealerweise wird er diesen Untersuchungsdruck problemlos tolerieren, und damit erhält man Auskunft über eine „intakte neuromuskuläre Verknüpfung". Wichtig dabei ist, dass man den Muskeltest nicht als Wettkampf sieht oder „es dem Patienten beweisen will". Vielmehr geht es darum, das Kraftniveau des Patienten zu erfühlen und Testdruck und Testdauer so zu wählen, dass man ein exaktes und reproduzierbares Ergebnis erhält. Dieser Muskeltest dauert nicht länger als drei bis vier Sekunden. Auf diese Art wird nicht nur ein Muskel getestet, sondern das Regulationsverhalten bzw. die Stressadaptation des zu untersuchenden Menschen überprüft. Das Muskeltestergebnis gibt uns nun Auskunft, wie der Patient auf von uns klar definierte Reize, z.B. ein Allergen, reagiert.

Welche Ergebnisse des Muskeltestes sind möglich?

Der biologisch richtig reagierende Muskel – eine normotone Muskeltestreaktion

Der Muskel reagiert beim richtig durchgeführten Muskeltest stark, das heißt, das System toleriert den zusätzlichen geringen Stress. Der Muskel lässt sich aber durch normalerweise sedierende Reize vorübergehend schwächen. Eine normotone Muskeltestreaktion bedeutet, dass ein ausgeglichenes, zurzeit stabiles System vorliegt, das sowohl positive wie negative Reize erkennt und darauf zu reagieren vermag.

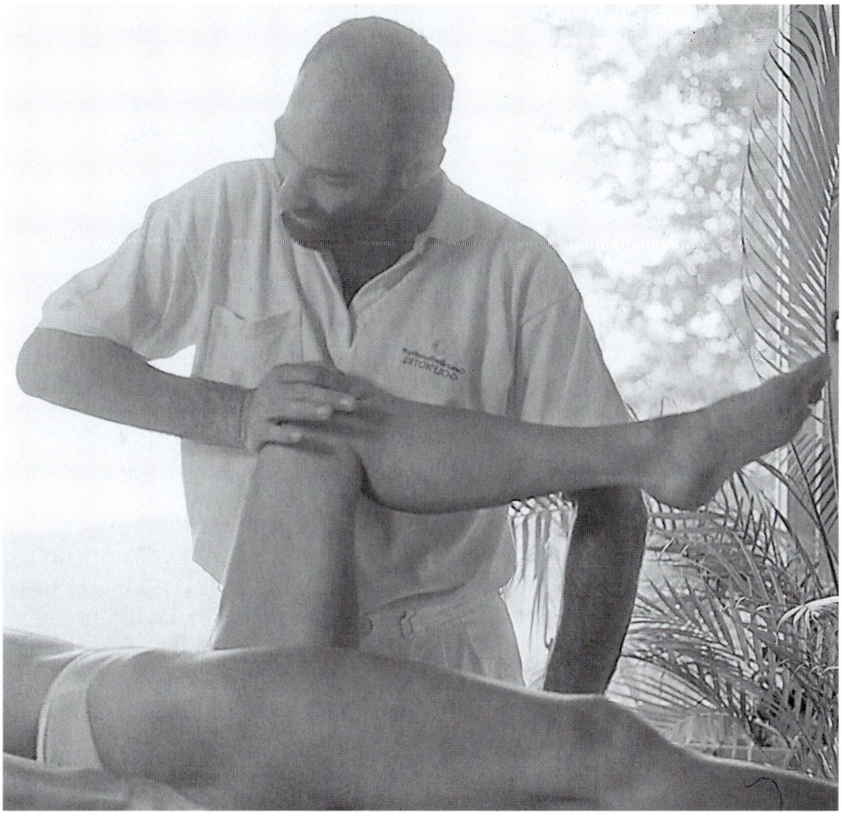

Abbildung 13: AK-Test am Oberschenkelmuskel zur Überprüfung der Funktion des Dünndarmregelkreises bei Allergie

Der schwache Muskel

Eine Muskeltestreaktion wird als „schwach“ bezeichnet, wenn in dem oben erwähnten Muskeltest der Patient gegen den zusätzlichen Testdruck nicht mehr ausreichend kontrahieren kann.

Der ständig starke Muskel – hypertone Muskelreaktion

Dabei verhält sich der Muskel im Test immer stark, das heißt, er reagiert auch nicht auf normalerweise schwächende Maßnahmen. Er bleibt immer stark und damit zu stark.

Bedeutung der Muskelreaktionen „normoton“, „hyperton“, „schwach“ bei allergischen Erkrankungen

Die drei möglichen Muskelreaktionen entsprechen im Wesentlichen dem phasenhaften Verlauf der Stressreaktion nach Selye. Wir überprüfen daher mit dem Muskeltest der AK den Stresszustand sowie die individuelle Reaktion und Adaptation eines Patienten. Entsprechend der umfassenden Definition von Stress nach Selye können und müssen wir mit der AK auch alle diese Einflussfaktoren überprüfen, denn wir wollen den Patienten wieder in eine normale Reaktionslage führen. Mit der AK können wir herausfinden, was dem Einzelnen gut tut und was hilfreich ist, um zu einer normalen Reaktionslage zu kommen. Wir können aber auch Belastungen durch Lebensmittel oder andere Allergene feststellen.

Man kann sich anfänglich kaum vorstellen, dass sich eine derart einfache Untersuchung für unsere Fragestellung bei Allergien oder Intoleranzen bewährt. Goodhearts Intention war es, dem medizinisch ausgebildeten Fachmann eine zusätzliche Informationsquelle zur Diagnosestellung zu geben. Nachdem aber die Methode des Muskeltestens selbst relativ einfach erlernbar und nicht invasiv (eindringend) ist, haben sich viele medizinische Laien dieser Methode bedient. Sie wurde auch zum Teil abgewandelt, erweitert oder erneuert. Jede Veränderung der ursprünglichen Vorgehensweise hat der Methode mehr geschadet als geholfen. Heute wird die „Kinesiologie“ sowie diverse Variationen dazu, wie Psychokinesiologie, Edu-Kin-

> Stress ist die Summe aller Adaptationsvorgänge und Reaktionen von Körper und Geist, mit dem ein Lebewesen auf seine Umwelt und die von innen und außen kommenden Anforderungen reagiert.
>
> Selye

estetik, Physioenergetik, von medizinischen Laien durchgeführt. Den Patienten gegenüber wird die jeweilige Kinesiologie sowohl als naturheilkundliche-ganzheitsmedizinische Diagnosemöglichkeit, aber auch als Grundlage für Lebensberatung und psychosomatische Behandlungsmethode zur Lernförderung bei verschiedenen schulischen Problemen oder als energetische Ganzheitsmethode meist in so genannten Sitzungen verkauft. Trotz all dieser Fragwürdigkeiten der jeweiligen „Kinesiologen“ sind diese oft verblüffend erfolgreich.

Aber gerade für unsere Fragestellungen bei Allergien und/oder Intoleranzen fehlt den Laienkinesiologen häufig die fachliche Qualifikation. Oft wird auch eine Seite der „Triad of Health“, nämlich die emotionale überbewertet, wodurch eine Verzerrung der Ergebnisse erfolgt.

Aus der Praxis

Patientin H. S., 40 Jahre

Beschwerden: seit Kindheit Magen-Darm-Beschwerden, meist Obstipation. Einnahme verschiedener Abführmittel. Diverse Diäten, zuletzt Konsultation eines Lebensberaters.

Die kinesiologische Austestung bei diesem ergibt Konflikte in frühester Kindheit. Patientin hat nur wenig Erinnerung an diese Zeit, gibt aber an, häufig krank gewesen zu sein. Der Kinesiologe findet eine Zucker- und Weizenunverträglichkeit, alles wurde in der Hand getestet.

Im AK-Test zeigt sich ein generalisierter Hypertonus als Zeichen der maximalen Stressbelastung. Dies lässt sich durch Vitamin B3 als Hinweis auf eine Leberstörung ausgleichen.
Es zeigt sich eine Unverträglichkeit gegen Weizen, darüber hinaus aber auch gegen sämtliche Kuhmilchprodukte, Roggen und Karotten, jedoch nur, wenn die Lebensmittel auf der Zunge getestet werden. Es zeigt sich keine Reaktion bei Testung der Lebensmittel in der Hand.

Auch wenn man mit der „Kinesiologie" direkt kaum Schaden zufügen kann, werde ich immer wieder mit Aussagen konfrontiert, wie „Beim Kinesiologen war ich auch schon, aber ohne Erfolg!". Kein Wunder. Bei der Anwendung jeder Methode, also auch der Applied Kinesiology, ist die richtige Indikationsstellung wie exakte Durchführung notwendig, um zu einem sinnvollen Ergebnis zu kommen. Für weitere diesbezügliche Informationen wenden Sie sich bitte an die Internationale Ärztegesellschaft für Applied Kinesiology (Adresse im Infoteil, Seite 138). Wenn im Folgenden der Muskeltest genannt wird, so ist immer die Vorgehensweise der AK im ärztlichen Bereich gemeint.

Kinesiologie ist nicht gleich Applied Kinesiology! Und nicht jeder Kinesiologe weiß, wovon er spricht.

Untersuchungsmöglichkeiten mit der AK

In der Untersuchung mittels AK kommt es immer auf die Änderung im Muskeltest an. Dies bedeutet, dass wir bewusst einen Reiz auf das System Mensch ausüben und überprüfen, wie dieses System reagiert – sichtbar und spürbar gemacht im Muskeltest. Diese Reize können nun wiederum aus allen Bereichen der „Triad of Health" erfolgen – also strukturell mechanisch, chemisch oder emotional sein. Für unsere Überlegungen bei der Allergie ist die chemische Seite entscheidend.

Goodheart fand heraus, dass chemische Substanzen, wie Arzneimittel, aber auch Mineralstoffe, Spurenelemente, Vitamine, augenblicklich zu Veränderungen im Muskeltest führen können. Gleiches gilt auch für Lebensmittel, verschiedene Allergene sowie Chemikalien, sodass ihr Einfluss auf den Organismus mittels Muskeltest sofort sichtbar und spürbar wird. Die Provokation bzw. Probebehandlung mit unterschiedlichen Substanzen wird als Challenge bezeichnet.
Vom Ergebnis des Muskeltestes hängt es ab, ob eine Substanz als verträglich bzw. therapeutisch hilfreich oder unverträglich eingestuft wird. Entsprechend obiger Klassifikation – normoton, schwach, hyperton – wird jede Maßnahme, die den Muskeltest zur biologisch richtigen Reaktionslage – normoton – bringt, therapeutisch sinnvoll erscheinen. Anderer-

seits wird alles, was den Muskel schwächt oder in Stress versetzt (ihn also hyperton macht), als ungünstig, belastend oder unverträglich eingestuft. Das heißt, es besteht ein grundsätzlicher Unterschied zwischen einer Änderung der Muskeltestreaktion von normoton zu schwach und einer Änderung in umgekehrter Folge.

Jede Maßnahme, die einen Muskel zur biologisch richtigen Reaktionslage führt, wird als therapeutisch sinnvoll eingestuft.

Was macht schwach, was stark?

Wird ein vorher starker Muskel durch eine stoffliche Substanz geschwächt, ist davon auszugehen, dass diese Substanz dem Organismus nicht gut tut. Dies können Lebensmittel, Umweltnoxen, Schwermetalle, Medikamente oder vieles andere mehr sein. Diese Testreaktion ist die Grundlage zum Erkennen von Unverträglichkeiten bzw. Allergien.

Die zweite Möglichkeit, dass ein schwacher Muskel durch Gabe von verschiedenen Substanzen aus allen Bereichen der Medizin stark wird, entspricht der erwarteten positiven Reaktion durch das entsprechende Heilmittel. Dadurch erkennen wir, ob das ausgewählte Homöopathikum, Vitamin, Spurenelement, Mineral, Phytotherapeutikum und natürlich auch allopathische Medikament bei der entsprechenden Fragestellung auch wirklich einzusetzen ist. Der Muskeltest ersetzt nicht die Notwendigkeit, sich ein Bild von der verordneten Arznei zu machen. Und das ist eindeutig Sache des Arztes.

Für die Fragestellung bei Allergien oder Intoleranzen ist auch noch wichtig, dass die fraglichen Stoffe – Allergene – mit Kontakt zur Schleimhaut oder Haut getestet werden. Dies bedeutet, dass Lebensmittel auf der Zunge getestet werden, aber auch Nahrungsergänzungsmittel, wie Mineralstoffe, Spurenelemente und Vitamine. Cremes und Salben testen wir an der Haut, flüchtige Substanzen können inhaliert werden. Nur so hat man die größtmögliche Sicherheit des Testergebnisses. Alle anderen kinesiologischen Testanordnungen, bei denen das Lebensmittel nur in der Hand oder gar nur das Formulieren oder Denken an das Lebensmittel mittels Muskeltest getestet wird, sind unzureichend und haben große Fehlerquellen. Diese Vorgangsweise entspricht nicht den ärztlichen Ansprüchen einer Diagnosestellung. Die Erfahrung hat auch gezeigt, dass einzelne Muskeln Verbindung zu Organen und Meridiansystemen aus der chinesischen Medizin haben. Somit lassen sich über einzelne Muskelreaktionen auch Aussagen über diese Organsysteme treffen.

Muskel	Organ	Erkrankung	Nährstoff
vorderer Oberschenkelmuskel (Rectus femoris)	Dünndarm	Dysbiose, Allergie	Calcium, Vitamin C
seitlicher Oberschenkel-Fascienspanner (Tensor fasciae latae)	Dickdarm	Anämie	Eisen, Vitamin B12, Darmsymbionten
großer Brustmuskel - Brustbeinanteil (Pectoralis sternalis)	Leber	Entgiftung	Vitamin A, Bitterstoffe, Lebensmittel
großer Brustmuskel – Schlüsselbeinanteil (Pectoralis sternalis)	Magen	Säure-Basen-Haushalt	Zink, Basenpulver
Schneidermuskel (Sartorius)	Nebenniere	hormonelle Regulation	Vitamin C, Vitamin B6, Zink,
Infraspinatus	Thymus	Immunsystem	Zink, Kupfer, Vitamin A, Vitamin C

Tabelle 9: Muskelzuordnungen

Die Einsatzmöglichkeiten der AK im medizinischen Bereich sind vielfältig. Für unsere Fragestellungen ist Folgendes wichtig:

- Erkennen der Reaktionslage
- Feststellen der biochemischen Reaktion einer Allergie bzw. Intoleranz
- Feststellen einer Dysbiose, Parasitose
- Überprüfung von Arzneien auf Verträglichkeit
- Überprüfung von orthomolekularen Substanzen
- Lebensmitteltest
- Materialtestung, z.B. für Zahnersatz
- Überprüfung der hormonellen Regulation
- Testung von Herden und Störfeldern

Reaktionslage im AK-Test als Stressmarker

Häufig finden wir die Situation, dass ein Patient sein Regulationssystem völlig überfordert hat und er von Haus aus einen alle Muskeln betreffenden Hypertonus (= hypertone Muskeltestreaktion) aufweist. Wir bezeichnen dies als „generalisierten Hypertonus“. Entsprechend der Stressregulation nach Selye entspricht dies der Phase der erhöhten Adaptation. Gerade dieser generalisierte Hypertonus ist beim Allergiker oft Ausdruck einer Regulationsstarre.

Löst nun ein unverträgliches Lebensmittel eine augenblickliche Schwäche im AK-Muskeltest aus, so ist dies nicht nur ein gradueller Unterschied, sondern gibt eine grundsätzliche Auskunft über die Regulationsfähigkeit des Organismus und die Priorität der getesteten Unverträglichkeit für den Betroffenen an.

Allergie/Intoleranz

Anfänglich wird ein so genanntes „Allergiescreening“ durchgeführt. Dabei werden verschiedene Mediatorsubstanzen, wie Histamin oder Kinin, auf ihre Wirkung überprüft. Führen diese zu einer Änderung im Muskeltestergebnis, ist von einer Allergie bzw. Intoleranz auszugehen. Erst im Anschluss erfolgt die Testung einzelner Allergene.

Dysbiose/Parasitose

Nahtlos kann hier zu den Fragen einer Dysbiose (Candidose) und/oder parasitären Belastung des Verdauungsapparates und des Organismus übergeleitet werden. Die AK ergänzt die feinsinnige Diagnostik nach F. X. Mayr hervorragend. Durch die Diagnostik nach Mayr sind wir in der Lage, die Auswirkungen einer Lebensmittelintoleranz, Allergie sowie Dysbiose auf den Verdauungsapparat zu erkennen, und durch den Muskeltest können wir die genaue Ursache ableiten. So kann auch sofort die spezifisch wirksame Arznei gefunden werden.

Aus der Praxis

Patientin G. D., 58 Jahre

Beschwerden: Seit 32 Jahren nach der Schwangerschaft juckendes Ekzem an den Beinen, Hautschrunden, rissige Haut, nässende, zum Teil blutige Sekrete, mehrmals Rotlauf, verschiedene Allergietests negativ. Frühpension wegen Arbeitsunfähigkeit.

Untersuchung nach Mayr: geblähter Dünn- und Dickdarm, Leberstauung, rissige Zunge, Radixödem.

Im AK-Test generalisierter Hypertonus, Pilzbelastung.

Im Lebensmitteltest zeigt sich eine Unverträglichkeit von diversen Getreidearten sowie Kuhmilchprodukten und Hefe. Positive Reaktion auf Basenpulver, Calcium, Vitamin C, E und Kupfer.

Nach 4 Wochen ambulanter Mayr-Therapie unter Berücksichtigung der Candida-Diät deutliche Verbesserung, das Ekzem rückläufig, deutliche Verbesserung von Seiten der Allergien.

Nach 3 Monaten Fortsetzen der Therapie nach Mayr und weiterhin Vermeiden der unverträglichen Lebensmittel. Die Zeichen der Intoleranz rückläufig, deutliche Verbesserung der Haut. Von den Lebensmitteln werden nur noch Weizen, Hefe und Kuhmilchprodukte nicht vertragen.

Nach 5 Monaten lediglich Weizen und Kuhmilchprodukte unverträglich. Allgemeines Wohlbefinden, Beine vollständig abgeheilt, die Haut beschwerdefrei.

Arzneimitteltestung

Nachdem gerade beim Allergiker bzw. beim chronisch Kranken immer eine Vielzahl von Problemen und Belastungen vorliegt, kommt der Gabe von gut testenden und damit individuell verträglichen Arzneien eine besondere Rolle zu. Man wird rasch bemerken, dass viele herkömmliche (allopathische) Arzneien zwar sinnvolle Wirkstoffe enthalten, jedoch aufgrund vieler nicht näher deklarierter Füllstoffe und Bindemittel letztlich zu einer Schwächung im Muskeltest führen und daher konsequenterweise nicht verordnet werden können. Die Bestimmung von allergisierenden bzw. bestehende Allergien verstärkenden Arzneien ist somit rasch und leicht durch die AK möglich.

Dadurch, dass beim Testen die fragliche(n) Substanz(en) immer in Kontakt mit der Schleimhaut des Patienten gebracht werden, ist diese Methode wesentlich sensibler als die meisten herkömmlichen Verfahren. Gleichzeitig liegt aber im Nichtbeachten dieser Notwendigkeit die Möglichkeit einer Fehlerquelle und somit eines falschen Testergebnisses. Substanzen, nur in der Hand oder in der Verpackung getestet, müssen nicht zum richtigen Testergebnis führen!

Orthomolekulare Substanzen

Im Bereich der orthomolekularen Medizin verwendet man körpereigene Substanzen sowohl zur Prävention als auch zur Therapie. Die dabei verwendeten Mineralstoffe, Spurenelemente, Enzyme, Proteine, Vitamine oder Aminosäuren, die in zum Teil hohen Dosen verabreicht werden, sollten aufgrund der zuvor aufgeführten Überlegungen möglichst als Reinsubstanzen gegeben werden.

Der Vorteil, den die AK nun bietet, ist die rasche Überprüfung der Reaktion des Patienten auf die orthomolekulare Substanz, die therapeutisch verabreicht werden soll. Auch die Fragen des Antagonismus, z.B. im Mineralhaushalt (Zink – Kupfer, Eisen – Kupfer, Kalzium – Magnesium), können rasch in die therapeutischen Überlegungen mit einbezogen und die Therapie kann kurzfristig und effektiv den augenblicklichen Erfordernissen angepasst werden.

Welche orthomolekularen Substanzen im Einzelnen in Frage kommen, wird später besprochen (siehe Seiten 115 ff.).

Lebensmitteltestung

Diese ist ein wesentlicher Bestandteil der AK-Testung. Wurde eine Allergie bzw. Intoleranz oder Dysbiose erkannt, so ist als Konsequenz immer ein Lebensmitteltest durchzuführen. Wichtige und häufig unverträgliche Lebensmittel sind Kuhmilchprodukte, Weizen und Hefe. Mindestens diese sollten überprüft werden. Für die Durchführung der Mayr'schen Therapie sind vor allem jene Lebensmittel zu überprüfen, mit denen das therapeutische Vorgehen geplant ist (siehe Seiten 105/106).

Materialtestung

Oft stellt sich auch die Frage nach der Verträglichkeit von Zahnersatzmaterialien. Deren Überprüfung ist zwar Domäne des Zahnarztes, da nur dieser die entsprechende Anforderung richtig einschätzen kann. Häufig findet sich aber auch bei chronischen Belastungen, wie Dysbiosen und Allergien, schlecht testendes Zahnmaterial. In Zusammenarbeit mit dem Zahnarzt muss hier ein verträglicher Kompromiss gefunden werden.

Hormonelle Regulation

Im Bereich des hormonellen Systems ist die Kenntnis von biochemischen und molekularbiologischen Zusammenhängen Voraussetzung für die diagnostischen und therapeutischen Überlegungen. Auch hier bietet die AK rasch einen Überblick über die funktionellen Zusammenhänge der hormonellen Regulation. Eine länger bestehende Allergiesituation führt praktisch immer zur hormonellen Erschöpfung. Wir denken hier wieder an Selye, den Vater der Stressforschung, und nennen noch einmal seine drei Organsysteme, die immer bei Stress in Mitleidenschaft gezogen werden:

- Magen – Säure-Basen-Haushalt
- Thymus – Immunsystem
- Nebenniere – hormonelles System

Auch hier gelingt es, mit der AK zu einer optimalen Unterstützung der hormonellen Regulation im biologischen Sinne zu kommen. Gerade die

Nebenniere wird bei länger bestehender Allergie erschöpft sein. Entsprechend getestete Substanzen zur Anregung bringen oft den Durchbruch in der Therapie.

Herdbelastung

In der Medizin ist die Bedeutung von Herd bzw. Herdgeschehen mittlerweile weitgehend akzeptiert. Tatsache ist, dass ein Störfeld ein Gewebebereich ist, der an der normalen Regulation des Gesamtorganismus nicht teilnimmt. Ob nun eine verdächtige Region (Narbe, Zahn) jedoch Störfeldcharakter hat, lässt sich nicht immer eindeutig beantworten. In der AK erhalten wir durch die Therapielokalisation jedoch rasch und exakt Auskunft darüber, ob die verdächtige Region behandlungsbedürftig ist oder nicht. Ja mehr noch, wir können auch überprüfen, welche therapeutische Maßnahme sinn- bzw. wirkungsvoll ist und wie lange der therapeutische Erfolg anhält, in dem wir ein einmal gefundenes Störfeld in (un-)regelmäßigen Abständen nachtesten.

Ergänzende Untersuchungen

Es ist klar, dass die AK kein Ersatz für notwendige Laboruntersuchungen darstellt, sondern diese immer nur sinnvoll ergänzt bzw. bei der Auswahl der richtigen Laboruntersuchung hilfreich ist.

Als Ergänzung zu den bisherigen Untersuchungen können im Labor noch einzelne Parameter einen Hinweis auf eine Allergie bzw. Intoleranz geben. Hierzu zählen Enzymbestimmungen, wie die der Diaminoxidase (Maß für den Histaminabbau), vor allem aber für die Bestimmung von Vitaminen, Mineralstoffen und Spurenelementen im Vollblut. Dies deshalb, weil wichtige Mineralstoffe in der Zelle in höheren Konzentrationen vorkommen als außerhalb. Hier ist besonders Zink zu nennen, aber auch Kupfer, Vitamin B6, und Vitamin C als Parameter bei der Histaminintoleranz.

Die AK ist eine Methode, die den Arzt auf dem kürzesten Weg zur effektivsten Therapie führt und eine schnelle Selbstkontrolle ermöglicht.

Auch die Belastung mit Schwermetallen wie Quecksilber oder Blei kann durch Mobilisation und Ausscheidung über den Harn nachgewiesen werden. Dies ist vor allem bei chronischen Beschwerden zu empfehlen, weil die Schwermetalle die Lymphe und Enzymsysteme der Entgiftung blockieren können.

Alle Laboruntersuchungen sind jedoch nur ergänzende diagnostische Maßnahmen und werden in Einzelfällen vom behandelnden Arzt empfohlen und durchgeführt.
Oft ist der Patient selbst über die Muskeltestreaktion verblüfft und fragt: „Was ist denn jetzt passiert?“ Wie viel höher ist doch die Motivation eines Patienten, die entsprechende Arznei einzunehmen oder die empfohlene Maßnahme durchzuführen, nachdem er das Testergebnis selbst verspürt hat. Hierin liegt auch der enorme Vorteil der AK. Der Patient merkt durch den Muskeltest sehr rasch, wie er auf die verschiedenen Einflüsse reagiert. Er spürt die durch das Allergen ausgelöste Muskelschwäche, und er spürt die stärkende schmerzbefreiende Wirkung verschiedener Heilmittel. Dies ist auch für den behandelnden Arzt wichtig, weil so ein Großteil der Motivation, die notwendige Therapie durchzuführen, aus der Methode selbst kommt.

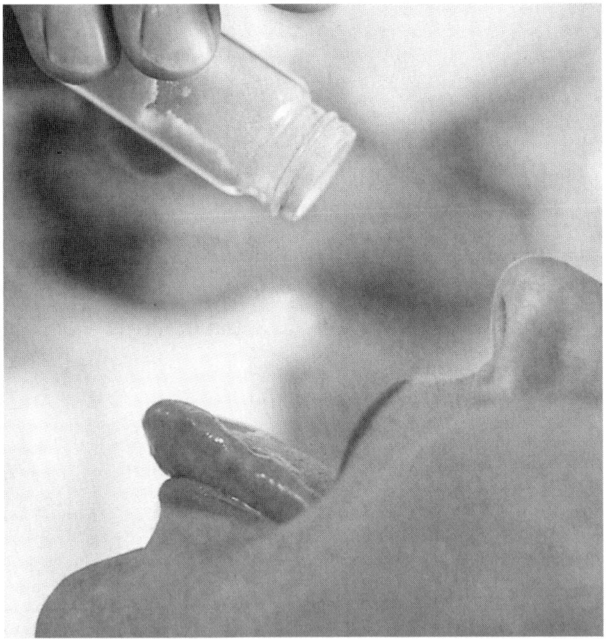

Abbildung 14: Auch mittels Arzneimitteltestung sind Allergien feststellbar. Man nennt das „oral-challenge“.

Therapeutische Möglichkeiten bei Allergien

Ziel des therapeutischen Vorgehens bei allergischen Erkrankungen ist es, zu einer adäquaten Reaktion des Immunsystems zu gelangen. Entsprechend den vielfältigen Einflussmöglichkeiten sind auch in der Therapie verschiedene Ansätze möglich und notwendig. Dabei ist es wichtig, die auslösenden Faktoren möglichst genau zu kennen beziehungsweise zu identifizieren, um in der Folge diese im Sinne einer Karenz zu meiden.

Einzelne therapeutische Maßnahmen sind notwendig und wichtig – eine effektive Therapie verbindet aber die verschiedensten Möglichkeiten auf individuelle Weise. Selbstverständlich richten sich die therapeutischen Maßnahmen nach der Intensität und Aktualität der Beschwerden. Es sollte hier auch nicht der Eindruck entstehen, dass jede akute allergische Reaktion einzig durch eine Therapie nach Mayr und Mineralstoffgabe zu behandeln ist. Hier werden bei akuten, zum Teil lebensbedrohlichen Zuständen selbstverständlich intensivmedizinische Interventionen notwendig sein und durchgeführt werden müssen. Diese sind nicht Ziel unserer Überlegungen.

Im Folgenden interessieren mehr die chronischen Beschwerden, deren Ursachen nicht ganz klar gefunden werden konnten. Auch Symptome, die primär nicht an eine Allergie denken lassen, wie beispielsweise Gelenkbeschwerden, werden in die therapeutischen Überlegungen mit einbezogen. Lassen Sie uns zunächst die 4 Säulen einer erfolgversprechenden Allergietherapie anschauen (s. Abb. S. 78):

Vorbeugen ist besser als Heilen

In der Vermeidung der auslösenden Allergene liegt ein Teil der Therapie. Diese ist allgemein anerkannt, leider aber auch häufig die einzige Vorsorgemaßnahme. Wie in der Diagnostik gezeigt werden konnte, sind Lebensmittel bei allergischen Erkrankungen häufiger mitbeteiligt als allgemein angenommen. Aber auch die Vermeidung von Fehlverdauungsprozessen im Verdauungsapparat selbst ist als Vorsoge zu nennen. Um

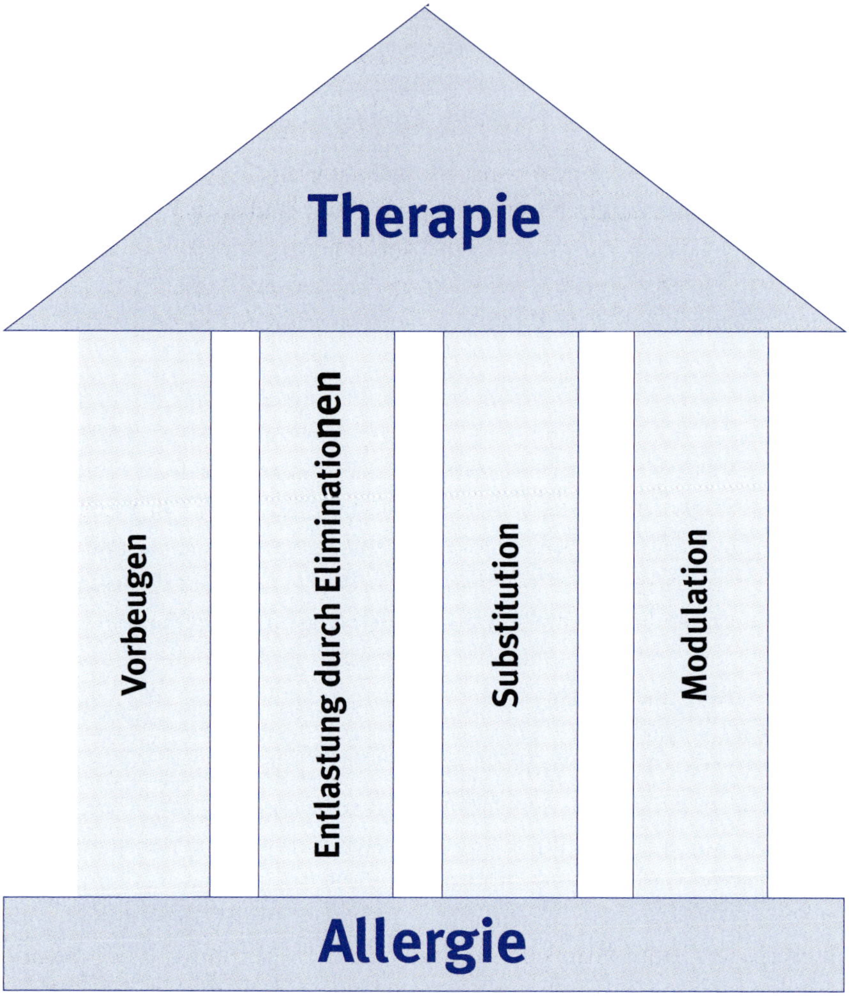

Abbildung 15: Die vier Säulen der Allergietherapie

eine Allergie auslösende Situation erst gar nicht entstehen zu lassen, ist auch eine Änderung der Ernährungs- und damit Lebensweise verbunden. Oft inkludiert dies ein „individuelles Stressmanagement", sowohl körperlicher als auch geistig – seelisch – mentaler Art.

Entlastung des Immunsystems durch Elimination von Störfaktoren
erfordert eine Reinigung, Entgiftung und Ausscheidung von allem, was stört. Erst dadurch kann das Immunsystem wieder zu einer normalen Reaktion geführt werden. Solange der Körper voll mit Giftstoffen ist, gelingt dies nur bedingt. Es wird immer wieder eine Rückkehr zum alten Muster erfolgen.

Substitution
von allem was fehlt, damit das Immunsystem biologisch richtig arbeiten kann. Es ist wichtig zu erkennen, dass das Fehlen einzelner Komponenten das optimale Funktionieren des gesamten Immunsystems gefährdet. Hier sind vor allem die Mineralstoffe, Spurenelemente und Vitamine zu nennen, die anderorts verbraucht wurden und nun für das Immunsystem nicht mehr ausreichend zur Verfügung stehen.

Modulation
hierunter verstehen wir die Feinabstimmung des Immunsystems auf allen Ebenen möglicher Regulation. Gerade hierbei spielt die Individualität die entscheidende Rolle. Kein Immunsystem reagiert wie das andere, es ist eingebunden in die gesamte Individualität der Person.

Aus diesem Grund muss eine umfassende Therapie allergischer Erkrankungen individuell konzipiert und möglichst ganzheitlich durchgeführt werden. Daher ist auf die Dauer eine Therapie nach Mayr sinnvoll, um das Regulationsvermögen wieder herzustellen beziehungsweise den Gesundheitszustand aktiv zu verbessern.

Grundsätze einer modernen Mayr-Medizin

Die moderne F.X.-Mayr-Medizin ist eine ganzheitliche Methode. Aufbauend auf die ärztliche Diagnostik nach F.X. Mayr werden in der Therapie Schonung, Säuberung, Schulung und Substitution individuell angewendet. Hierdurch werden alle Organfunktionen verbessert und die Lebensqualität gesteigert.

Es ist wichtig, dass die Therapie möglichst ursächlich angreift. Gerade bei der Allergie zeigen sich viele unmittelbare Zusammenhänge zum Verdauungsapparat, so dass es wichtig sein wird, unser Ernährungsverhalten grundsätzlich zu ändern. Dabei ist die Therapie nach F.X. Mayr der Beginn hierzu.

Was Sie über die Mayr-Therapie wissen sollten

Mayr-Therapie braucht Zeit. Als naturgemäße Therapie kann sie nicht mit den sonst üblichen „Turbo-Erwartungen" unserer schnelllebigen Zeit mithalten. Mayr-Therapie bedeutet, alte Gewohnheiten durch neue zu ersetzen, die Esskultur wieder zu erlernen und zu pflegen. Sie braucht Zeit, das vegetative Nervensystem neu zu programmieren. Oft ist es auch nicht damit getan, nur einmal eine Mayr-Therapie durchzuführen, vielmehr geht es darum, die Prinzipien zu erkennen und danach zu handeln. Eine sinnvolle Mayr-Therapie dauert 3 bis 4 Wochen. Alle kürzeren Therapien sind zwar möglich und wichtige Maßnahmen, aber noch nicht im Sinne einer umfassenden Regeneration zu werten. Wir werden bei den Strategien für die Durchführung noch einmal auf diesen Punkt zu sprechen kommen.

Mayr-Therapie ist auch das Beachten von Rhythmen, im Kleinen wie im Großen. Alles im Leben ist Bewegung und damit Rhythmik. Die Regeneration und Erholung benötigt diese Rhythmik. Vom Tag-Nacht-Rhythmus über die Organuhr, den Wochenrhythmus bis hin zum Jahresrhythmus.

Diese Rhythmik hält das Wunder Mensch in Schwung. Aktivität wechselt mit Erholung. Beides existiert nebeneinander. Überfordern wir uns einmal, haben wir eine Reihe von Kompensationsmechanismen, die das ausgleichen. Aber nicht endlos. Überforderung der Rhythmik reduziert immer Mineralstoffe, Spurenelemente und Vitamine. Als Konsequenz ergibt sich daraus die Notwendigkeit zu regelmäßigen Regenerationsphasen im Sinne Mayrs.

Die Mayr-Therapie ist nicht nur eine körperliche Reinigung, sondern auch ein geistig-seelischer Prozess. In der Mayr-Therapie verzichten die Teilnehmer freiwillig und reduziert bewusst Menge und Art der Lebensmittel. Diese Freiwilligkeit ist entscheidend für die Durchführung. Ist diese nicht gegeben, wird die Therapie scheitern. Als Mayr-Ärzte werden wir unsere Patienten informieren, führen und motivieren, aber nicht überreden oder gar zwingen.

Wir haben z.B. bei der Fructoseintoleranz erkannt, dass die biochemischen Hintergründe zu psychischen Beeinflussungen führen. Dies gilt im übertragenen Sinne für viele Situationen der intestinalen Autointoxikation. Wer bereit ist, sich auf eine emotionale und geistige Reinigung einzulassen, wird Wege und Möglichkeiten erfahren, an die er nie zuvor gedacht hat. Zwar müssen viele Steine in Form von emotionalen Krisen aus dem Weg geräumt werden. Aber danach wird der Kopf klarer und frei im Denken, die Kreativität kehrt zurück, die Stimmung wird stabil, das Zu-sich-Finden wird erleichtert und gefördert.

Wer eine Mayr-Therapie nicht freiwillig durchführt, der wird nicht gesünder, sondern immer kränker werden.

Gerade die Allergie hat etwas mit „Grenzen" und mit deren Umgang zu tun. Sei es der Darm als Grenze zwischen Innen- und Außenwelt, sei es die Lunge oder die Haut, überall sind die persönlichen Grenzflächen betroffen. Rudolf Steiner formulierte einmal: „Der Allergiker zerfließt in seiner Umwelt." Manchmal kann das Ansprechen dieser Problematik zu einer entscheidenden Verbesserung des Beschwerdebildes führen.

Die Mayr-Therapie wird vom Patienten erbracht!

Kein Arzt kann den blauäugigen Wunsch des Patienten „Ich bin krank, mach mich gesund!" erfüllen, wenn es an der Eigenbeteiligung und Geduld des Patienten fehlt. Von der Tatsache einmal abgesehen, dass das einfache Gesundmachen so nicht funktioniert. Gerade der Mayr-Arzt versteht sich mehr als Begleiter, Bergführer – wie es Mayr nannte – auf dem Weg nach oben, auf den Berg der Gesundheit. Und wenn die Gesundheit tatsächlich, wie eingangs erwähnt, eine eigenständige Kraft ist, so werden wir als Mayr-Ärzte diese Kraft mit allen Mitteln fördern, freilegen und nützen. Dies bedeutet auch, dass wir den Patienten als Partner sehen müssen, den es gilt, in seine Eigenverantwortlichkeit zu entlassen. Er muss Verantwortung übernehmen für seine körperliche, aber auch für seine emotional-geistige Genesung.

Aus der Praxis

Patientin G. G., 21 Jahre

Beschwerden: rezidivierende Blasenentzündungen, oft Antibiotikatherapie, Depression seit 3 Monaten, bekannte Allergien auf Hausstaub, Katzen, Birke und Esche.

Untersuchung nach Mayr: entzündlicher Dünndarm, geringe Leberstauung, Radixödem.

Im AK-Test generalisierter Hypertonus, Histaminintoleranz sowie Parasitenbelastung.

Im Lebensmitteltest Unverträglichkeit auf Kuhmilchprodukte.

4 Wochen ambulante Mayr-Therapie. Es kommt zu einer deutlichen Besserung, die Stimmung ist sehr gut, keinerlei Blasenbeschwerden. Keine Parasitenbelastung mehr, Kuhmilchprodukte weiterhin unverträglich. Fortsetzen der Lebensmittelkarenz.

Nach 3 Monaten Kontrolle, weiterhin Beschwerdefreiheit, keinerlei Entzündungen, die Depression verschwunden. Von den Kuhmilchprodukten wird Butter vertragen – spricht für beginnende Besserung.

Das Verstehen dieser grundlegenden Überlegung ist entscheidend. Die im Folgenden beschriebenen praktischen Durchführungen dürfen daher nicht nur als mechanistische Therapie betrachtet werden, sondern müssen tatsächlich als Beginn einer individuellen und persönlichen Neuorientierung der Ernährungs- und Lebensweise verstanden werden.

Die therapeutischen Prinzipien einer Mayr-Therapie: Schonung – Säuberung – Schulung – Substitution

Als Therapie nach Mayr ist eine Behandlungsform zu bezeichnen, bei der die therapeutischen Prinzipen der Schonung, Säuberung, Schulung sowie die der Substitution entsprechend angewendet werden. Diese Prinzipien müssen natürlich individuell abgestuft, ausreichend lange und gleichzeitig eingesetzt werden. Als Grundlage dieser Therapie dienen die davor erhobenen diagnostischen Parameter.

Schonung

Die Schonung ist eines der ältesten Heilprinzipien in Natur und Medizin. Ein erkranktes Tier wird vorübergehend die Nahrungszufuhr reduzieren oder einstellen und sich zurückziehen. Im Falle einer fieberhaften Erkrankung wird Bettruhe empfohlen. Bei Verletzungen entsprechende Schonung, und ist das Bein einmal gebrochen, wird durch Schienung oder Gips die Heilung in Ruhe ermöglicht. Den Verdauungsapparat können wir weder schienen noch gipsen. Die Schonung des Verdauungsapparates erfolgt durch Reduktion der Zufuhr von Lebensmitteln sowie der richtigen Esskultur.

Je nach den diagnostischen Kriterien kann die Schonung in individuell unterschiedlicher Intensität durchgeführt werden. Dabei ist selbstverständlich auch von Bedeutung, mit welchem Grad an Freiwilligkeit die Patienten mitarbeiten.

Aus der Praxis

Patientin A. B., 31 Jahre

Beschwerden: deutliches Übergewicht, 85 kg bei 175 cm Körpergröße. Möchte unbedingt abnehmen, isst wenig, treibt Sport, schwitzt dabei gut, trinkt viel und trotzdem steigt das Gewicht. Laboruntersuchungen inklusive Hormonstatus im wesentlichen unauffällig, Patientin möchte unbedingt streng fasten um Gewicht zu verlieren.

Untersuchung nach Mayr: Trotz Übergewicht bereits deutliche Erschöpfungszeichen, sowohl der Dünn- als auch der Dickdarm träge, gestaut, Nachlassen der Spannkraft, empfindliche Nierenreflexzonen. Es wird empfohlen, mit der Milden Ableitungsdiät zu beginnen und viele Ruhepausen einzuhalten.

Patientin beginnt trotzdem mit strengem Fasten für 1 Woche, dabei lediglich 1 kg Gewichtsabnahme (Frust der Patientin). Bauchbefunde werden schlechter, Patientin lagert Wasser ein, kurzfristige Gewichtszunahme.
In der Folge wird die Patientin nochmals genauestens aufgeklärt, die Behandlung wird nun mit der Milden Ableitungsdiät fortgesetzt. Dies ergibt eine schlagartige Verbesserung. Das Wohlbefinden steigt, zufriedenstellende Ausscheidungen, nach 6 Wochen Kur fühlt sich die Patientin rundum wohl, ihr Körpergewicht beträgt 70 kg.

Als einzelne Möglichkeiten der Schonung stehen zur Verfügung:

- Tee-, Wasserfasten
- Milchdiät
- erweiterte Milchdiät
- Milde Ableitungsdiät
- Sonderformen

In den letzten Jahren hat die Bedeutung milder Therapieformen zugenommen. Die Regenerationskraft des Menschen wird durch viele Faktoren beeinträchtigt. Unsere Lebensführung, die Ernährungssituation aber auch die enorme Zunahme von Stress reduzieren unsere Kompensationsfähigkeit und damit auch die Möglichkeit, auf weitere Belastungen adäquat zu reagieren. Daher ist es oft günstiger, ein etwas milderes, dafür aber länger durchführbares Regime zu wählen.

Schonung durch fortwährende Wiederholung

Im Zuge der Schonung ist auch eine gewisse Monotonie notwendig. Diese ist grundsätzlich ein wichtiger Heilfaktor. Sie ist bei der intensivsten Form, dem Tee- oder Wasserfasten, insofern gegeben, als nur Flüssigkeit zugeführt wird. Später werden aus Gründen der Monotonie immer die gleichen Lebensmittel verabreicht oder ein Milchprodukt gewählt und man bleibt während der gesamten Therapie dabei. Es ist nicht empfehlenswert zwischen Milch, Joghurt, Sauermilch oder anderen zu wechseln, oder gar morgens Milch und mittags Sauermilch zu essen. Gleiches gilt für die Semmel. Auch die Milde Ableitungsdiät stellt eine gewisse Monotonie dar, vergleicht man Auswahl und Zubereitung der Lebensmittel mit dem Durcheinander üblicher Alltagskost. Eine Schonung erfolgt auch durch die Auswahl und Zubereitung der Lebensmittel für die Durchführung der Mayr-Therapie.

Eine abgelagerte Semmel als Therapeutikum

Wir wollen den Verdauungsapparat als oberstes und wichtigstes Therapieprinzip schonen. Das heißt, wir werden ihm für einen bestimmten Zeitraum nur solche Lebensmittel zuführen, die ein Minimum an Verdauungsleistung fordern. Hierzu zählt Auszugsmehl oder Weißmehl. Man muss auch ganz klar festhalten, dass der Wert einer Semmel in der Therapie nach Mayr nicht in der Zufuhr von Vitalstoffen besteht, sondern als „Kautrainer“ zur Schulung. Es ist also völlig verkehrt und zeugt von mangelndem Verständnis der Heilprinzipien, würde man ein Vollkorngebäck für die Therapie nehmen. Dies belastet den Verdauungsapparat zu sehr und ist absolut ungeeignet für die Mayr-Therapie. Das ideale Mittel zur Therapie ist eine circa zwei bis drei Tage alte Semmel aus Auszugsmehl.

Auch bei der Milden Ableitungsdiät wird bei der Auswahl und Zubereitung der Lebensmittel auf leichte Bekömmlichkeit geachtet. Natürlich ist hier die Schonung nicht mehr so intensiv, aber gemessen am Alltag und der Notwendigkeit einer milden Therapieform ist dies für viele Patienten gerade der richtige Weg.

Selbstverständlich ist die Pflege der Esskultur nicht nur Schulung für den Alltag, sondern sichert auch, dass die chemische Verdauung optimal ablaufen kann. Auch das Beachten der tageszeitlichen Rhythmik, wonach die Abendmahlzeit am kleinsten und an Bekömmlichkeit am leichtesten ausfallen sollte, ist in diesem Zusammenhang wichtig.

Das Prinzip Ruhe

Schonung müssen wir umfassend verstehen und nicht nur auf den Verdauungsapparat bezogen. Wenn wir davon ausgehen, dass viele Menschen enorme Stressbelastungen haben, so sollte doch alles getan werden, den Stress zu bekämpfen.

Selye beschreibt Ruhe, Erholung und Entspannung als wichtigste Maßnahmen bei Stress. Auch hier wiederum ist es einerlei, wie die Belastungen entstehen. Ob durch emotionale, berufliche oder private Sorgen, chemisch durch Allergie, Mineralstoffdefizite oder strukturell, z.B. durch einen Fehlbiss. Einerseits muss beim Essen alles vermieden werden, was die Verdauungsleistung reduziert – Zeitung lesen, Radio hören, fernsehen, telefonieren, am PC arbeiten oder am Arbeitsplatz essen. All dies hat Einfluss auf die Verdauungsleistung.

Schonung heißt auch bewusstes Abschalten und bewusstes Fernhalten von „Bad News" aus den vielfältigen Kanälen der modernen Nachrichtenwirtschaft. Den Fernsehapparat auslassen, weniger arbeiten, mehr Erholungspausen einlegen, bewusstes Abschalten und Konzentrieren auf die Innenwelt helfen hier enorm.

Ruhe in der Bewegung

Aber auch im Körperlichen ist insgesamt eine Schonung notwendig. Viele sind heute vom Lauf-, Radfahr-, Tennis-, Golf- oder Fitnessfieber ergriffen. Grundsätzlich unterstützt eine sinnvoll durchgeführte Bewegung die Regeneration, aber eben nur, wenn sie dem Prinzip der Schonung folgt. Grundsätzlich empfehlenswert sind alle sanften Formen von Gymnastik, Gehen, Wandern, Walken, Radfahren und Golf – Bewegungsarten, die der leichten Fettverbrennung dienen.

Aufschluss gibt häufig eine einfache Untersuchung zum Erkennen der individuellen Lactatgrenze. Die Ergebnisse dienen auch dazu, nicht gleich wieder in die Überforderung und damit in den sauren Stoffwechsel abzugleiten. Andererseits wird mitunter strenge körperliche Ruhe notwendig sein, um eine umfassende Regeneration zu ermöglichen.

Letztlich richtet sich Art und Intensität der Schonung auch nach dem therapeutischen Umfeld. Es ist ein Unterschied, ob eine Mayr-Therapie im ambulanten oder stationären Bereich durchgeführt wird. Wichtig ist, dass es in Summe der Einzelmaßnahmen nicht zu einer Überforderung kommt.

> Wer körperlich, geistig oder seelisch übermüdet eine Mahlzeit zu sich nimmt, wird das beste Lebensmittel nicht ordnungsgemäß umsetzen können.

Dies gilt sowohl während der Mayr-Therapie als auch im Alltag. Während der Mayr-Therapie führt es zu unangenehmen Reaktionen, im Alltag ist es der Anfang einer intestinalen Autointoxikation.

Säuberung

Säuberung bedeutet, den Organismus zu reinigen. Dabei nutzen wir neben dem Darm auch alle anderen Möglichkeiten, z.B. über Niere, Haut, Lunge oder so genannte Notventile, die Giftstoffe auszuscheiden.

Wie bei der Entstehung einer Allergie gezeigt werden konnte, bilden sich im Darm durch Fehlverdauungsprozesse eine Reihe von Giftstoffen und Schlacken. Nachdem diese die normale Darmfunktion beeinträchtigen, wird auch die Ausscheidung der Giftstoffe und Schlacken beeinträchtigt. Sie werden abgelagert, vorerst im Darm selbst, später auch im so genannten Bindegewebe, was als Gewebsverschlackung bezeichnet wird. Dadurch wird auch die physiologische Selbstreinigung des Verdauungsapparates und in der Folge des gesamten Organismus gestört.

Mayr selbst hat lange Zeit in Karlsbad gearbeitet. Dort erkannte er die reinigende Wirkung des Karlsbader Wassers. Dies ist eine Mischung aus Glaubersalz, Bittersalz und Natriumbicarbonat. Heute verwenden wir, nachdem Karlsbader Wasser nicht zur Verfügung steht, meist Bitter- oder

Glaubersalz. Dabei wird ein gestrichener Teelöffel in einem viertel Liter warmem Wasser aufgelöst und morgens nüchtern getrunken. Hierdurch wird der Inhalt des Darmes langsam von oben nach unten losgelöst und ausgeschieden. Wohl eine der wichtigsten Wirkungen des Bittersalzes in diesem Zusammenhang ist es, Wasser im Darm zu halten. Erst dadurch gelingt es, diesen zu reinigen. Es ist nicht sinnvoll, nach dem Motto „Mehr ist mehr“ die Konzentration oder Menge des Bittersalzes zu erhöhen. Dies führt eher zu unangenehmen Reaktionen, als dass es wirklich hilfreich ist. Vielfach wird es sogar so sein, dass Bittersalz oder Glaubersalz zu intensiven Entleerungen führt, die sehr häufig stattfinden. Um auch hier nicht zu einer Überforderung zu kommen, kann man auf das so genannte F.X.-Passagesprudelsalz ausweichen, das eine mildere Wirkung aufweist.

Eine weitere Wirkung von Bittersalz ist die Anregung der Leber-Galle-Tätigkeit. Hierdurch kommt es in der Folge zu einer indirekten Anregung der Darmperistaltik, was wieder im Zuge der Ausscheidungen wichtig ist.

Giftstoffe ausscheiden

Die Darmreinigung ist ein wichtiger Schritt in unserer Strategie der Säuberung. Es ist klar, dass eine Oberfläche so groß wie ein Fußballfeld nicht durch ein- oder zweimalige Gabe von Bittersalz gereinigt ist (die innere aufgefaltete Oberfläche des Darmes entspricht der Größe eines Fußballfeldes). Es braucht also eine kontinuierliche Reinigung, vor allem eine Ausscheidung der mobilisierten Giftstoffe. Gelingt dies nicht zeitgerecht, kommt es mitunter zu unangenehmen Rückvergiftungserscheinungen. Dies kann anfangs noch leicht vorkommen, weil der Organismus erst wieder lernen muss, konzentrierte Giftstoffe auszuscheiden. Oft sind entsprechende Unterstützungen notwendig (siehe Seite 94). Ist aber die Reinigung des Darmes einmal in Schwung gekommen, kann der Darm selbst wieder als Ausscheidungsorgan fungieren. Im zweiten Schritt erfolgt dann eine Lymph- und Blutreinigung mit nachfolgender Reinigung der Gewebe. Gerade die ist aber für den Langzeiteffekt der Mayr-Therapie wichtig, weil dadurch erst die abgelagerten Stoffwechseltoxine aus dem Gewebe ausgeschieden werden können. Nun wird auch verständlich, dass es für diesen Vorgang mehr Zeit braucht und eine Mayr-Therapie daher mindestens 3 bis 4 Wochen dauert.

Rückvergiftung vermeiden

Wir dürfen auch darauf vertrauen, dass die Ausscheidung der eingelagerten Toxine einer wohl durchdachten Hierarchie folgt. Der Körper unterscheidet zwischen gesund und krank, zwischen nützlich und abgelagert. Es wird also eine Reinigung ausgelöst, unnötige Schlacken abgebaut, nicht jedoch lebensnotwendiges Gewebe zerstört. Der mit Fortdauer der Therapie immer stärker gereinigte und besser funktionierende Darm erzeugt eine richtige Sogwirkung für Schlacken. Diese werden in der Folge mobilisiert und ausgeschieden. Aber – in allen Phasen des Reinigungsprozesses kann es zur Überforderung der Ausscheidungssysteme kommen. Dies bedeutet Rückstau von Giftstoffen sowie deren Resorption. Diese Rückvergiftung führt mitunter zu heftigen krisenhaften Reaktionen. Diese sind zwar unangenehm, aber meist unbedenklich. Sie klingen durch Unterstützung der Ausscheidungsmechanismen rasch ab (siehe Seite 105 ff.).

Gerade bei der Allergie sind viele dieser Toxine, die im Gewebe zwischendeponiert und dann mobilisiert werden, einerseits Säuren- und andererseits Eiweißbestandteile. Diese können nicht so ohne weiteres vom Organismus ausgeschieden werden. Für Säuren gilt, dass sie durch Basen neutralisiert werden müssen, und auch Eiweiß muss entsprechend verstoffwechselt werden. Für all diese Aufgaben ist die Leber zuständig. Sie ist unser „Hauptstoffwechselorgan" für die Entgiftung. Diese zu unterstützen wird also ein wichtiges Anliegen in der Mayr-Therapie sein.

Keine Entgiftung ohne Wasser

Unser Körper besteht zu 60 bis 70 % aus Wasser. Wasser ist das Medium des Stoffwechsels schlechthin. Viele Stoffwechselprozesse laufen im wässrigen Milieu ab, vor allem der Transport der Giftstoffe. Wird etwas über die Lymphe oder das Blut transportiert, muss es vorher „wasserlöslich" gemacht werden. Selbst Fett, das sich normalerweise nicht in Wasser löst, wird im Körperwasser transportiert, indem es an verschiedene

Stoffe gebunden wird. Dem Darm kommt die Aufgabe der Wasseraufnahme zu, den Nieren die Filterung des Blutes und Produktion des Harnes als Ausscheidungsprodukt. Mit dem Harn werden viele unbrauchbare Stoffe, aber auch Stoffwechselgifte abgegeben. Die Nieren sind dabei so gut durchblutet, dass ihre Filtermenge pro Tag eine Badewanne füllt. Es ist daher im Alltag wichtig, ausreichend zu trinken, besonders aber während der Mayr-Therapie.

Jede Mayr-Therapie ist auch eine Trinkkur.

Ohne entsprechende Flüssigkeitsmengen kann der Stoffwechsel die erforderliche Leistung nicht erbringen. Als Empfehlung gilt eine Trinkmenge von mindestens 3 Litern bei circa 70 kg Körpergewicht. Bei höherem Körpergewicht 4 Liter und mehr.

Diese Menge mag manche am Anfang verwundern, zumal im Alltag wenig getrunken wird. Noch dazu, wenn als Flüssigkeit lediglich gelten:

- gutes Quellwasser
- stilles Mineralwasser
- kurz gebrühte (blonde) Kräutertees sowie
- Gemüsebrühe

Nicht als Getränk im eigentlichen Sinne zählen vor allem diverse Fruchtsäfte, Industriegetränke (Energiedrinks) sowie Alkohol und Bohnenkaffee. Wichtig auch, dass kontinuierlich über den Tag verteilt getrunken wird – vor allem zwischen den Mahlzeiten. Während des Essens, und dies gilt sowohl während der Mayr-Therapie als auch für den Alltag, benötigen wir konzentrierte und leistungsfähige Verdauungssäfte. Zum Essen zu trinken bedeutet, diese zu verdünnen und damit die zu diesem Zeitpunkt wichtige Verdauungsleistung zu reduzieren.

Teezubereitung

Als Tee kommen nahezu alle Kräutertees in Frage, die Stoffwechsel, Entgiftung, Blut- und Säftereinigung sowie Leber unterstützen. Nachdem in erster Linie eine Flüssigkeitszufuhr erzielt werden soll, werden die Kräutertees in etwas abgewandelter Form zubereitet.

Man nimmt eine kleine Menge des Tees und gießt mit heißem Wasser auf. Danach lässt man lediglich eine halbe bis eine Minute ziehen, abseihen und fertig ist der Tee.

> Den Tee nur kurz ziehen lassen, so nimmt das Wasser das Aroma an, nicht aber die unerwünschten Wirkstoffe.

So wandern die Aromastoffe in den Tee, die pharmakologische Wirkung ist jedoch (noch) nicht so intensiv. Selbstverständlich bleibt noch immer etwas von der Wirkung des Krautes, aber es werden auch größere Mengen getrunken.

Folgende Tees sind hervorragend während der Mayr-Therapie geeignet:

- Johanniskraut
- Zinnkraut
- Salbei
- Rosmarin
- Melisse
- Honigklee
- Thymian
- Schafgarbe
- Gänsefingerkraut
- Fenchel

Selbstverständlich kann man auch Teemischungen zubereiten. Ein Wechseln der Tees ist immer ratsam. Auch grüner Tee ist akzeptabel, schwarzer Tee sollte wegen der Fermentierung eher bescheiden verwendet werden.

Ungünstig sind folgende Tees:

- Kamille – sie reduziert die Darmtätigkeit und bleibt akuten Magen-Darm-Beschwerden vorbehalten.
- Pfefferminze – sie ist vielfach zu scharf und intensiv während der Mayr-Therapie.
- Rote Früchte – sie sind insgesamt zu sauer. Wir bevorzugen während der Mayr-Therapie eher basische Kräutertees.

Leider werden in Restaurants vor allem die ungünstigen Tees angeboten. Meiden Sie diese Tees und trinken Sie lieber Wasser. Besteht keine andere Möglichkeit, einen Tee zu erhalten, so wird dieser den Therapieerfolg nicht in Frage stellen, wenn sie ihn kurz gezogen und in kleinsten Mengen trinken.

Auch eine Gemüsebrühe ist ein ideales Getränk, weil sie viele wertvolle Mineralstoffe aus dem Gemüse enthält.

Rezept für eine Gemüsebrühe/Basenbrühe

Verwenden Sie möglichst biologisches oder ungespritztes Gemüse. Wurzelgemüse ergibt einen kräftigen Geschmack, so dass vorzugsweise Karotten, gelbe Rüben, Sellerie, Stangensellerie, Fenchel, Petersilienwurzel, Pastinak und Kartoffeln verwendet werden. Die Qualität und die Mischung bestimmen den Geschmack.

Zubereitung

Auf ein Drittel Gemüse kommen zwei Drittel Wasser. Das Gemüse klein schneiden und mit kaltem Wasser ansetzen. Frische Kräuter, ein Lorbeerblatt, Pfefferkörner, Wacholderbeeren zugeben und circa 30 bis 40 Minuten mehr ziehen als kochen lassen. Danach durch ein Haarsieb abseihen und schluckweise trinken.

Die Zugabe von pflanzlicher Streuwürze ist zwar möglich und intensiviert den Geschmack, bei Allergie bzw. Intoleranz ist jedoch dieses Fertigprodukt, ebenso wie einzelne Lebensmittel, auf Verträglichkeit zu überprüfen. Bei Verträglichkeit ist dies jedoch eine gute Alternative für Berufstätige oder für zwischendurch.

Auch ist es nicht notwendig, diese Brühe zu salzen, denn viele Wurzelgemüse ergeben einen leicht salzigen Geschmack. Das beim Abseihen der Brühe verbleibende Gemüse kann durchaus ein weiteres Mal mit kaltem Wasser angesetzt werden. Dieser zweite oder sogar dritte Aufguss wird für die Zubereitung von Basensuppen sowie Saucen verwendet. (Weitere Details hierzu siehe in Rauch, E./Mayr, P.: Milde Ableitungsdiät, Haug Verlag, 2001.)

Die Lunge als Ausscheidungsorgan

Die Lunge ist als Organ für den Stoffaustausch im gasförmigen Bereich zuständig. Entspricht die Oberfläche des Verdauungsapparates in etwa der eines Fußballfeldes, beträgt die Oberfläche der Lunge immer noch circa 80 m^2. Hier erfolgt die Aufnahme des über die Atemluft zugeführten Sauerstoffes und gleichzeitig die Abgabe von Kohlensäure. Kohlensäure ist das Endprodukt des Zellstoffwechsels. Es wird über das Blut zur Lunge transportiert und hier abgeatmet.

Wir können die Lungenfunktion dahingehend erweitern, dass alle gasförmigen Stoffe über die Lunge ausgeschieden werden können. Wasserstoff als Gärungsprodukt bei der Fructoseintoleranz haben wir bereits kennen gelernt. Darüber hinaus gibt es noch eine Reihe weiterer Gärungs- bzw. Fäulnisprodukte, die ebenfalls über die Lunge ausgeschieden werden müssen. Oft fällt das verstärkte Abatmen über die Lunge durch „schlechten Atem" auf, der meist nur den Mitmenschen, nicht aber dem Betroffenen selbst auffällt.

Ein schlechter Atem während der Mayr-Therapie ist ein deutliches Zeichen für eine stattfindende Entgiftung.

Forcierte, aber nicht übertriebene Atmung fördert also die Elimination dieser gasförmigen Stoffe. Die Abatmung von Kohlensäure ist darüber hinaus das rascheste Regulativ des Säure-Basen-Haushaltes. Daher ist es wichtig, sich während der Mayr-Therapie auch etwas zu bewegen. Bewegung fördert auch die Atemtätigkeit und damit Entgiftung. Aber es ist gerade bei allergischen Erkrankungen mit Lungenbeteiligung darauf zu achten, dass sich der Betreffende nicht überfordert.

Die Haut

Auch die Haut ist mit all ihren Drüsen ein wichtiges Ausscheidungsorgan. Über die Haut wird regelmäßig Flüssigkeit verdunstet, und damit besteht auch die Möglichkeit, Giftstoffe abzugeben. Natürlich ist der Schweiß – ob aktiv durch Bewegung oder passiv, z.B. durch Sauna, Dampfbad oder sonst wie provoziert – auch ein Ventil zur Abgabe von Toxinen. Darüber hinaus ist die Haut auch Reflexorgan. Wir verstehen darunter die Tatsache, dass sich die inneren Organe an der Oberfläche repräsentieren. Über diese Reflexzonen unterschiedlichster Art erhält man einerseits diagnostische Hinweise über Störungen innerer Organe. Andererseits kann über die Behandlung an der Reflexzone auch Einfluss auf innere Organe und deren Funktion genommen werden.

Maßnahmen zur Unterstützung der Säuberung

Für die Mayr-Therapie ist nun wichtig, dass alle Möglichkeiten zur Ausscheidung entsprechend genützt werden. Ja mehr noch – es geht auch um individuelle Möglichkeiten, einzelne Systeme besonders zu fördern, um andere zu entlasten. Dies kann durch folgende Maßnahmen erfolgen:

- ärztliche manuelle Bauchbehandlung
- Einlauf
- Colonhydrotherapie
- Bäder
- Kneippanwendungen
- Massagen
- Inhalationen

Ärztliche manuelle Bauchbehandlung

Die manuelle Bauchbehandlung wird vom speziell ausgebildeten Mayr-Arzt durchgeführt. Sie ist unverzichtbarer Bestandteil jeder Mayr-Therapie. (Aufgrund ihrer Bedeutung werden Durchführung und Wirkung noch genauer beschrieben. Siehe Seite 99.) Hier sei nur der Bereich der Entgiftung und Reinigung erwähnt. Die manuelle Bauchbehandlung führt zu einer Mobilisation von Darminhalt, der in der Folge leichter oder überhaupt erst ausgeschieden werden kann. Sie unterstützt also die Reinigung des Darmes unmittelbar. Darüber hinaus fördert die manuelle Bauchbehandlung den Abtransport der gestauten Lymphe aus dem Darmbereich (Radixödem wird entstaut) sowie des venösen Blutes aus dem Bauchraum.

Einlauf

Kommt es zu Behinderungen von Ausscheidungen im Dünndarm, bewährt sich ein Einlauf. Dabei soll einfach mit warmem Wasser der Inhalt des Dickdarmes gelöst und nach außen gebracht werden. Es ist nicht notwendig, das in den Dickdarm eingebrachte Wasser zurückzuhalten. Es soll Abgelagertes auflösen, Gifte verdünnen, reinigen und den Darm sofort wieder verlassen. Vor allem bei Kopfschmerzen, Migräne, mangelhafter Ausscheidung über den Darm sowie Anfangs- oder Spätreaktionen während der Mayr-Therapie bewährt sich dieser Einlauf.

Colonhydrotherapie

Die Colonhydrotherapie stellt eine Intensivierung des Einlaufes dar. Gelingt es mit dem Einlauf bestenfalls, das letzte Drittel des Dickdarms mit Wasser zu reinigen, so kann mit einer Colonhydrotherapie der gesamte Dickdarm gespült werden. Wichtig dabei ist, dass eine geschulte Person gleichzeitig den Bauch behandelt, noch besser, dass eine manuelle Bauchbehandlung durch den Mayr-Arzt durchgeführt wird. Es ist unbedingt darauf zu achten, dass keine „offene ICV" besteht. Was heißt das? An der Mündungsstelle vom Dünn- in den Dickdarm ist eine funktionelle Klappe. Man nennt sie Bauhin- bzw. Ileocoekalklappe oder Valva ileocaecalis. Diese öffnet sich, um Darminhalt vom Dickdarm in den Dünndarm zu lassen. Im geschlossenen Zustand verhindert sie einen Rückfluss von Darminhalt aus dem Dickdarm in den Dünndarm. Wird diese Region chronisch gereizt, was bei allergischen Erkrankungen häufig vorkommt, ist sie funktionell offen. Führt man in solchen Fällen eine Colonhydrotherapie durch, spült man dadurch Darminhalt aus dem Dickdarm zurück in den Dünndarm. Als Folge davon geht es dem Patienten nach der Colonhydrotherapie noch schlechter als zuvor. Daraus erkennt man auch, dass es wenig Sinn hat, etwas primär Hilfreiches unbedacht einzusetzen. Auch ist die Colonhydrotherapie kein fixer Bestandteil der Mayr-Therapie. Sie wird im Einzelfall nach entsprechender Indikationsstellung durchgeführt. In diesen Situationen ist sie dann äußerst hilfreich und bringt Rückvergiftungsreaktionen rasch zum Abklingen. Es macht aber auch wenig Sinn, die Colonhydrotherapie im „Zehnerblock" zu konsumieren.

> Nicht immer ist eine Colonhydrotherapie richtig. Bei Allergien kann sie sogar eine Verschlechterung des Zustands bewirken.

Bäder – Kneippanwendungen

Die Haut steht als Organ ebenfalls für die Ausscheidung zur Verfügung. Dem Wechselspiel zwischen Lunge und Haut muss gerade bei allergischen Erkrankungen besondere Aufmerksamkeit geschenkt werden (siehe Seite 92). Grundsätzlich aber bestehen viele Möglichkeiten, den Stoffwechsel der Haut zu verbessern. Hierzu gehören in erster Linie Bäder, Kneippanwendungen, Massagen. Über die Haut werden auch viele Säuren ausgeschieden. Es stellt sich auch die Frage, ob der „Säureschutz" der

Haut tatsächlich ein Schutz ist oder vielmehr die Notwendigkeit und Möglichkeit der Säureausscheidung über die Haut zeigt. Säuren jedenfalls irritieren die Haut, so dass durch entsprechende Vollbäder die Giftstoffe über die Haut austreten können. Dem Badewasser, das mit ansteigender Temperatur durchgeführt werden kann, sollen auch Basen oder Kräuteressenzen beigefügt werden. Am einfachsten erfolgt dies mit Kern- oder Schichtseife, Soda, Basenpulver oder fertigen Basenbadmischungen.

Auch Kneipp'sche Wechselgüsse bzw. -bäder regen die Entgiftungstätigkeit nicht nur der Haut an. Letztlich erzielt man durch diese einfachen Maßnahmen eine enorme Steigerung des Wohlbefindens.

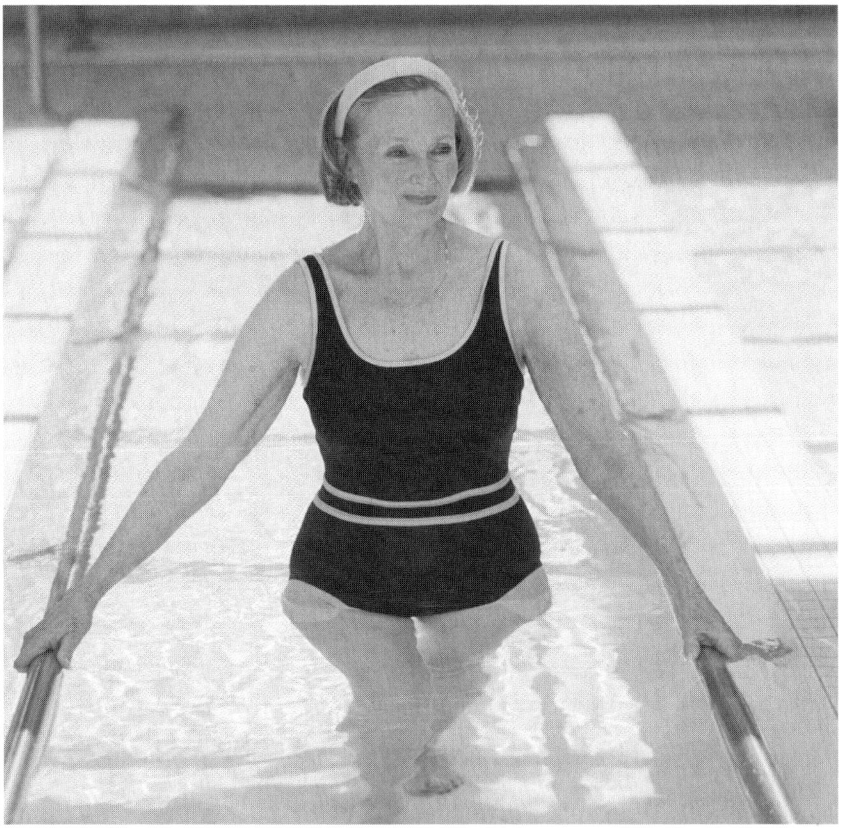

Abbildung 16: Kneippen tut einfach gut.

Massagen

Massagen wirken in erster Linie aufgrund der Durchblutungssteigerung bzw. Anregung der Lymphe, sofern sie nicht für den Muskel-Sehnen-Bereich durchgeführt werden. Eine manuelle Lymphdrainage beispielsweise ist eine sanfte, aber äußerst wirksame Anregung der Lymphzirkulation. Nachdem wir wissen, dass die Lymphe gleichzeitig Immunfunktionen ausübt, zählen Massagen als wichtige Maßnahmen nicht nur bei Allergien. Aber auch über Reflexzonenmassagen wie beispielsweise die Fußreflexzone können Ausscheidungsfunktionen angeregt werden.

Inhalationen

Um die Lungenfunktion zu verbessern, können Inhalationen durchgeführt werden. Dabei inhaliert man einfach mit Meer- oder Salzwasser, oder es werden verschiedene arzneilich wirksame Stoffe beigemengt – ätherische Öle, homöopathische Arzneien oder schleimlösende Substanzen.

Schulung

Durch die Schulung soll das richtige Essen (wieder) erlernt werden. Somit hat gerade sie den entscheidenden Einfluss auf den Langzeiterfolg einer Mayr-Therapie.

Wir haben eingangs beschrieben, wie das Nichtbeachten der Esskultur zur Fehlverdauung, intestinalen Autointoxikation und Allergie führt. Nun gilt es, gerade diesen Bereich zu verändern. Oft ist diese Veränderung am schwierigsten und langwierigsten, wohl auch, weil damit so viele lieb gewonnene Gewohnheiten in Frage gestellt werden. Trotzdem, oder gerade deshalb ist in der Mayr-Therapie auf konsequentes Umsetzen der Schulung zu achten. Dies bedeutet im Einzelnen:

> Mayr-Therapie will das richtige Essen lernen, nicht das Fasten.

- Langsames Essen.
- Gutes Kauen und Einspeicheln jeder Mahlzeit. (Mayr selbst beschrieb es als „versüppeln“, das heißt, feste Nahrung wird so lange gekaut, bis ein flüssiger Speichel-Speisebrei gebildet wird.)

- Zeit nehmen zum Essen. (Dem Verdauungsapparat Zeit zum Verdauen geben, das heißt, keine Zwischenmahlzeiten, die Abstände zwischen den Mahlzeiten betragen circa vier bis fünf Stunden.)
- Die Abendmahlzeit ist die kleinste, und am leichtesten bekömmlich durch die Auswahl der Lebensmittel. (Auch hier ist besonders auf das gute Kauen und Einspeicheln zu achten.)
- Mit dem Essen aufhören, wenn es am besten schmeckt, das heißt, wenn ein leichtes angenehmes Sättigungsgefühl eintritt.
- Bei der Auswahl und Zubereitung der Lebensmittel auf Verträglichkeit und leichte Bekömmlichkeit achten.
- Ausreichendes Trinken freier Flüssigkeit (Wasser, Kräutertee, Gemüsebrühe, stilles Mineralwasser) zwischen den Mahlzeiten.
- Sich durch nichts und niemanden von der Umsetzung abbringen lassen. Während der Mahlzeit alles vermeiden, was die Speichelbildung beeinträchtigt. Das heißt, nicht trinken während des Essens, sich nicht durch Zeitungslesen, Fernsehen, Radiohören ablenken lassen.

Es ist klar, dass diese einschneidenden Maßnahmen eine gewisse Umstellung erfordern. Es ist auch klar, dass sie nur während der Mayr-Therapie in der geforderten Intensität durchführbar sind, aber wir alle müssen diese Schulung immer wieder durchführen, um im Alltag zumindest ein Minimum davon umzusetzen. Wir haben mit unserem Bewusstsein, also willentlich, auf den Verdauungsvorgang nur so lange Einfluss, als sich die Speisen noch im Mund befinden. Hier können wir bewusst langsam essen und gut kauen. Später im Verdauungsapparat läuft es unbewusst, vegetativ gesteuert ab. Es besteht keinerlei Möglichkeit, dem Magen zu sagen: „Verdaue besser“, oder dem Dünndarm mitzuteilen, sich mehr zu bewegen. Dieser Mechanismus wurde in frühester Kindheit trainiert bzw. gebahnt. Wollen wir später etwas ändern, müssen wir diese Bahnung verändern. Das kann nur erfolgen, wenn wir alte Gewohnheiten durch neue ersetzen und diese neuen Gewohnheiten immer wieder trainieren, wiederholen, bis sie eben völlig etabliert sind. Eine Leistung, die jeder in der Mayr-Therapie selbst erbringen muss und die wesentlich ist. Dies unterscheidet die Mayr-Therapie auch von allen Diäten und Fastenzwängen.

> Ein wesentlicher Bestandteil der Mayr-Therapie ist das Lernen von neuen Kau- und Verdauungsgewohnheiten.

Dieses (Wieder-)Erlernen der Esskultur liegt auch in der Eigenverantwortlichkeit des einzelnen. Ob jemand rasch isst, ohne ausreichend zu kauen, die Speisen hinunterschlingt oder in Ruhe genüsslich kauend die Speisen auskostet, das ist allein seine Entscheidung. Auch „macht" nicht der Arzt den Patienten wieder gesund, sondern der Einzelne bemüht sich, gesünder zu werden – durch Verhaltensänderung. So kann jeder zu Recht stolz darauf sein, diese Leistung erbracht zu haben, sich um seine Gesundung aktiv bemüht zu haben.

Die ärztlich manuelle Bauchbehandlung

Auch der Arzt kann diese Bemühungen um Gesundung unterstützen, indem er die ärztlich manuelle Bauchbehandlung durchführt. Diese wurde von Mayr selbst entwickelt und ist unverzichtbarer Bestandteil jeder Mayr-Therapie. Sie wird als weiche, zarte, zum Teil rhythmische und atemsynchrone Behandlung des Bauchraumes durchgeführt. Dadurch unterstützt diese manuelle Bauchbehandlung die Bestrebungen um Reinigung und Schulung in idealer Weise.

Die manuelle Bauchbehandlung bewirkt eine Anregung der Darmtätigkeit. Durch die sanften Druckänderungen wird der Inhalt weitertransportiert. Die Resorption der Inhaltsstoffe sowie die Ausscheidung von Schlacken in den Darm erfolgt effektiver. Die manuelle Bauchbehandlung verbessert die Zirkulation im Bauchraum. Somit werden Blut und Lymphe aus den gestauten und/oder entzündeten Darmabschnitten besser und rascher transportiert. Sie werden durch frisches sauerstoffreiches Blut bzw. unbelastete Lymphe ersetzt. Mit der Rückbildung von Stauung und Entzündung reduzieren sich aber auch etwaige Schmerzen in dieser Region. Die manuelle Bauchbehandlung verbessert den Tonus, die Form und Lage der Organe des Verdauungsapparates.

Durch die verbesserte Darmtätigkeit, den rascheren Weitertransport, Durchblutungssteigerung und Reduktion der belasteten Lymphe erhalten die einzelnen Organe wieder mehr Spannkraft und nehmen den für sie vorgesehenen Raum ein. Sie werden geschmeidiger und lassen sich besser verschie-

Die manuelle Bauchbehandlung bewirkt eine Darm-, Blut- und Säftereinigung.

ben. Der gesamte Bauch nähert sich mehr den Kennzeichen der idealen Gesundheit. Meist wird er kleiner, schmerzfreier und gut tastbar. Letztlich wirkt sich dies auf alle Körperzellen aus. Auch ihr Tonus, und damit ihre Funktion, wird besser.

Durch die verbesserten Verhältnisse im Bauchraum kommt es zu einer intensiven Abgabe von Toxinen via Lymphe und Blut an den Darm. Dies reinigt zunehmend alle Körpersäfte und bringt so mehr Sauerstoff und hochwertige Nährlösungen an jede Körperzelle.

Aus der Praxis

Patientin R. K., 51 Jahre

Beschwerden: Patientin kommt nach einer akuten Entzündung und Antibiotikatherapie mit Pilzbelastung und nachgewiesener Candidose im Darm zur Mayr-Therapie. Sie hat Angst vor strengem Fasten und weiteren Gewichtsverlust.

Untersuchung nach Mayr: geblähter, extrem träger, müder Darm, die Leber gestaut, vergrößert, Zeichen der Erschöpfung.

Im AK-Test bestätigt sich die Candidose, zusätzliche Stressreaktion auf herkömmliche Antipilzmittel. Biologische Präparate zeigen eine gute Wirksamkeit. Ausgeprägte Erschöpfung im hormonellen System.

Trotz mildem Therapiebeginn heftige Entgiftungsreaktionen mit Herzbeschwerden. Schwitzen, Zittern, Krampfneigung, Unruhe, Angst.

Durch die sofortige manuelle Bauchbehandlung gelingt es, die Ausscheidung zu fördern. Unmittelbar danach Stuhlgang mit Erleichterung, die Reaktionen klingen ab.

Die manuelle Bauchbehandlung ist auch eine Atemtherapie. Ist der Verdauungsapparat gestört, muss man auch von einer Störung der Atemfunktion ausgehen. Indem die Behandlung des Bauchraumes atemsynchron erfolgt, werden die natürlichen Druckänderungen zwischen Brust- und Bauchraum als Motor für Darmtätigkeit, Lymphzirkulation und Blutfluss genützt. Ist der Bauch, im Speziellen der entzündliche Dünndarm, ein Hindernis für das Tiefertreten des Zwerchfells bei der Einatmung, so führt dies auch zu einer Verflachung der Atmung mit schlechter Be- und Durchlüftung der Lunge. Gerade beim Asthmatiker kann daher die Atemtherapie eine entscheidende Erleichterung bringen.

Die manuelle Bauchbehandlung ist eine diagnostische Kontrolle. Indem der Mayr-Arzt behandelt, fühlt und untersucht er immer gleichzeitig, ob irgendwo belastende Abschnitte des Verdauungsapparates zu finden sind: Spasmen, mit Kot oder Gas gefüllten Darmschlingen, eine Vergrößerung oder Stauung der Leber – alles wird in die Therapie mit einbezogen. Es wird auch überprüft, ob die Veränderung den Erwartungen entspricht. Auch Entgiftungsreaktionen lassen sich erkennen und zuordnen.

Die manuelle Bauchbehandlung ist eine derart wirkungsvolle und den ganzen Organismus umfassende Therapie, dass sie aussschließlich vom speziell ausgebildeten Mayr-Arzt durchgeführt werden soll.

Substitution

Der heutige Mensch ist einer Reihe von Belastungen aus den verschiedensten Bereichen ausgesetzt – Stress, so unterschiedlich auch seine Ursachen sein mögen, beantwortet der Körper relativ gleichförmig.

In der ersten Reaktion kommt es zu einer Mobilisation von Mineralstoffen, Spurenelementen und Vitaminen, um die Belastungen auszugleichen. Dies deshalb, weil für viele Regulationsvorgänge diese Stoffe benötigt werden. Normalerweise sind davon ja auch ausreichende Mengen und gewisse Reserven vorhanden. Bleibt die Belastung jedoch über einen längeren Zeitraum bestehen oder nimmt sogar zu – wie es derzeit allgemein der Fall ist –, so werden diese Mineralstoffe, Spurenelemente und Vitamine verbraucht. Der Gehalt im Körper reduziert sich. Wohl auch deshalb, weil durch die heutigen Ernährungsgewohnheiten zu wenig davon wieder zugeführt wird. Anfänglich grenzwertige Mangelsituationen werden vom Betroffenen noch kaum bemerkt, ausgeprägte Mängel oft missgedeutet. Andererseits benötigen wir gerade bei der Allergie bzw. Intoleranz diese Mineralstoffe, Spurenelemente und Vitamine, um die Erkrankung einigermaßen in den Griff zu bekommen. Wir haben z.B. Calcium, Kupfer, Vitamin C und Vitamin B6 als essentiell notwendig bei der Histaminintoleranz erkannt. Wir müssen also heute davon ausgehen, dass viele Personen solche Defizite aufweisen. Diese können auch durch die bestgeführte Mayr-Therapie nicht aufgefüllt werden. Im Gegenteil – die Mayr-Therapie selbst, alle Entgiftungsvorgänge in der Leber oder die Neutralisation von Säuren benötigen diese wichtigen Mineralstoffe. Daher ist es wichtig, bereits während der Mayr-Therapie mit der Substitution zu beginnen.

Mayr selbst hat, indem er Karlsbader Wasser trinken ließ, bereits unbewusst ein Minimum an Substitution betrieben. Karlsbader Wasser enthält nämlich neben Glauber- und Bittersalz vor allem auch Natriumbicarbonat. Nun ist dies gerade eine der wichtigsten Substanzen zur Entsäuerung. Natriumbicarbonat wird normalerweise auch im Magen gebildet, danach in das Blut abgegeben und reguliert den Säure-Basen-Haushalt. Bei allergischen Erkrankungen mit entzündlichen Beschwerden ist die Gabe von Natriumbicarbonat eine der wichtigsten therapeutischen Maßnahmen.

Orthomolekulare Medizin

Diese Form der Therapie wird orthomolekulare Medizin genannt. Dabei bedeutet „ortho" aus dem Griechischen kommend „richtig, gut", und Moleküle sind die kleinsten funktionellen Teilchen im Körper. Sinngemäß verstehen wir darunter die Therapie mit Stoffen, den richtigen Molekülen in der richtigen Menge, die normalerweise im Körper vorhanden sind. Die orthomolekulare Medizin umfasst also die Gabe von Mineralstoffen, Spurenelementen, Vitaminen, Fettsäuren, Aminosäuren, Enzymen und Hormonen. Der Begriff „orthomolekular" wurde vom zweifachen Nobelpreisträger Linus Pauling geprägt, der die orthomolekulare Medizin folgendermaßen definiert hat:

Definition

„Orthomolekulare Medizin ist die Erhaltung guter Gesundheit sowie die Behandlung von Erkrankungen durch die Veränderung der Konzentration von den im Körper vorkommenden Substanzen."

Dabei geht es in der orthomolekularen Medizin ebenso wie in der modernen Mayr-Medizin einerseits um die Gesunderhaltung und andererseits um die Behandlung von Erkrankungen.

In der Behandlung von Erkrankungen hat das Prinzip der orthomolekularen Therapie lange Tradition in der Medizin. Beispielsweise wird bei einer Eisenmangelanämie selbstverständlich Eisen verabreicht. Bei der Blutzuckererkrankung (Diabetes) fehlt mitunter das Zucker abbauende Enzym Insulin. Auch dieses kann im Sinne einer orthomolekularen Substitution ergänzt werden.

Etwas problematischer wird es im Bereich der Vorsorge. Es besteht zwar Einigkeit über die Bedeutung verschiedener orthomolekularer Substanzen, wie Vitaminen und Spurenelementen. Aber vielfach wird davon ausgegangen, dass eine „normale" Ernährung die genügende Zufuhr derselben sicherstelle. Die Kenntnis der Kardinalfehler nach F.X. Mayr widerlegt dies jedoch. Alleine die einzelnen Fehlverdauungsprozesse verbrauchen bereits im Verdauungsapparat derart viele orthomolekulare Stoffe, dass nur ein Minimum der zugeführten Menge tatsächlich aufgenommen wird.

Täglich wird mir die Frage nach der Notwendigkeit der Einnahme von orthomolekularen Substanzen gestellt. Müssen wir Nahrungsergänzungsmittel einnehmen oder ist in unseren Lebensmitteln nicht ohnehin genügend vorhanden?

Hierzu folgendes Beispiel:
Die Angaben bezüglich der Inhaltsstoffe einzelner Lebensmittel sind in diversen Nährwerttabellen enthalten. Solche Tabellen wurden vor etwa 30-40 Jahren erstmals erstellt; damals begann man, sich für diese Stoffe zu interessieren. Durch Änderungen der Anbauweise, Düngung sowie Auslaugung der Ackerböden finden wir heute weit weniger Mineralstoffe in unseren Lebensmitteln als noch vor einigen Jahrzehnten. Dies wird durch neuere Untersuchungen bestätigt: Heute wird in den Lebensmitten etwa die Hälfte der Inhaltsstoffe gefunden, die in den alten Tabellen ausgewiesen sind.

Hinzu kommt, dass durch die Zubereitung und Konservierung von Lebensmitteln ebenfalls Mineralstoffe und Vitamine in unterschiedlichem Ausmaß verloren gehen.

Nachdem also einerseits der Bedarf gestiegen ist, die Versorgung andererseits damit nicht Schritt halten konnte, ist eine sinnvolle, individuelle Ergänzung heute notwendiger geworden denn je.

Darüber hinaus ist auch in den Lebensmitteln selbst nicht mehr die gleiche Menge dieser Stoffe wie noch vor ein bis zwei Generationen enthalten. Einseitige Landwirtschaft, Monokulturen, Düngung, Nichtbeachtung einer artgerechten Tierhaltung und Pflanzenschutzmittel haben ihren Anteil an dieser Situation.

Auch ist die Frage des Bedarfs eine Frage der Grenzziehung. Hierzu das Beispiel Vitamin C: Die Ernährungsgesellschaften Deutschlands (DGE), Österreichs (AGE) und der Schweiz (CH) empfehlen die tägliche Zufuhr von 75 mg Vitamin C (seit kurzem beginnt man sich auf 120 mg hochzuarbeiten). Dies ist jene Menge, die verhindern soll, dass Skorbut auftritt (war früher bei Seefahrern gefürchtet, wenn sie längere Zeit kein frisches Gemüse in der Verpflegung hatten, und wurde durch Sauerkraut verhindert, das Vitamin-C-reich ist). Nun kann man einerseits davon ausgehen, dass dies zwar richtig ist, Skorbut bei uns auch sehr selten vorkommt, andererseits ist es keine „optimale Situation". Sowohl in der Betrachtung Mayrs als auch in der orthomolekularen Medizin gehen wir von idealen Verhältnissen aus. Daher ist es notwendig, diese Substanzen großzügiger zu dosieren. Orthomolekulare Therapie verwendet dann vielfach wesentlich höhere Dosen zu therapeutischen Zwecken. Wieder auf das Vitamin C bezogen werden mehrere Gramm pro Tag gegeben, um einen Infekt zu behandeln. Oder im Bereich der Histaminintoleranz, um den Histaminspiegel zu senken. Diese Therapieform bleibt dann wieder dem darin erfahrenen Arzt vorbehalten. Die Gabe der einzelnen orthomolekularen Substanzen wird im Zuge der Allergiebehandlung noch detailliert dargelegt.

Orthomolekulare Medizin arbeitet mit hohen Dosen an Vitaminen, daher sollte eine Anwendung nur unter ärztlicher Aufsicht erfolgen.

Praktische Durchführung der Mayr-Therapie bei Allergien/Intoleranzen

Für die praktische Durchführung ist die Berücksichtigung der Individualität unter Wahrung der grundsätzlichen Prinzipien entscheidend. In der Diagnostik nach Mayr ergänzt durch die AK erkennt man den aktuellen Gesundheitszustand. Die Verordnung der therapeutischen Prinzipien von Schonung, Säuberung, Schulung und Substitution erfolgen aber nach absolut individuellen Gesichtspunkten.

Wenn auch lange Zeit die Mayr-Therapie mit „Milch-Semmel-Kur" gleichgesetzt wurde, so ist dieses Klischee nie wirklich zutreffend gewesen und muss heute völlig über Bord geworfen werden. In der Mayr-Therapie ist die individuelle Verordnung der diätetischen Schonung oberstes Prinzip. Hierzu bestehen alle Möglichkeiten, angefangen vom strengen Fasten bis hin zur Milden Ableitungsdiät. Dabei sind sowohl persönliche Vorlieben als auch biochemische Notwendigkeiten zu berücksichtigen. Für die Allergie bedeutet das nun Folgendes:

Wahrung der individuellen Bedürfnisse

Wenn jemand, aus welchen Gründen auch immer, einzelne Lebensmittel nicht mag, sind sie in der Mayr-Therapie zu vermeiden. Die Durchführung der Therapie beruht auf Freiwilligkeit. Wenn der Mayr-Arzt ein Lebensmittel zwingend vorschreibt, wird der Erfolg ausbleiben. Darüber hinaus kann man davon ausgehen, dass die Ablehnung eines Lebensmittels oft mit einer Lebensmittelintoleranz einhergeht. Vor allem bei Kindern ist dieser Zusammenhang noch sehr deutlich zu sehen. Allerdings ist auch genau das Gegenteil möglich. Wir sprechen dann von einer Suchtallergie.

Schonung kann dadurch erzielt werden, dass mengenmäßig weniger, dafür aber richtig gegessen wird. Schonung bedeutet aber auch, das richtige Lebensmittel zuzuführen, nämlich jenes, das biochemisch ordnungsgemäß verdaut werden kann. Bei unverträglichen Lebensmitteln ist dies von Haus aus ausgeschlossen. Die Durchführung einer Mayr-Therapie mit den allergisierenden Lebensmitteln entspricht nicht dem Prinzip der Schonung, sondern bedeutet maximalen chemischen Stress. Daher wird mittels AK die Verträglichkeit der Lebensmittel überprüft und die Diät entsprechend variiert.

Zitat

... Um den Verdauungsapparat zu schonen, bediene man sich des Verdauungsapparates der Kuh als Diätküche... Die Milch enthält all das, was der tierische und menschliche Organismus benötigt, um richtig zu wachsen und zu gedeihen... Wichtig ist aber, dass die Milch nicht getrunken, sondern genippt, in kleinen Portionen mit einem Kaffeelöffel in den Mund gebracht und dort richtig mit Speichel vermengt wird. Um Schlinger dahin zu bringen, die Milch gut einzuspeicheln, ... lasse ich zu jeder Mahlzeit ... nach Belieben ein bis drei Stück drei oder vier Tage alte luftgetrocknete Semmeln essen. Und zwar in der Weise, dass ich rate, die Semmeln in kleine Stücke zu schneiden und diese Stück für Stück ... im Mund so lange herumzuwälzen und zu zerkauen, bis das ein ganz dünner Brei geworden ist; dies soll man mit einem kleinen Schluck, einem Kaffeelöffel voll Milch vermischen. Die Milch dann heraussaugen, schlucken, den Brei weiter zerkauen und neuerdings mit Milch vermischen usw. ...

Auch bei allen weiteren therapeutischen Maßnahmen ist darauf zu achten, dass nicht durch einzelne Bestandteile der Therapie die Allergie verstärkt, ausgelöst oder ihr Abklingen verhindert wird. Daher werden idealerweise alle Maßnahmen wie Medikamente, Teezubereitungen, orthomolekulare Substanzen oder Badezusätze mittels AK dahingehend untersucht. Mayr-Therapie bedeutet auch, das richtige Essverhalten wieder zu erlernen. Mayr selbst beschrieb dies folgendermaßen:

Die Grundsätze F.X. Mayrs

- Milch ist als Lebensmittel anzusehen. Aufgrund ihrer Inhaltsstoffe ermöglicht sie, sich ein Minimum an hochwertiger Nahrung zuzuführen. Allerdings ist die Milch als Lebensmittel heute problematischer zu sehen als zu Zeiten Mayrs.

- Als flüssiges Lebensmittel kann sie nicht richtig eingespeichelt – verdaut werden. Hierzu fungiert die „alte Semmel" als Kautrainer, um das Schlingen zu verhindern.
- Daraus ergibt sich die Notwendigkeit, in der Mayr-Therapie darauf zu achten, dass ein entsprechend hochwertiges Lebensmittel optimal gekaut werden kann.

Im Sinne der Allergie werden Alternativen zu Milch und Semmel notwendig sein, die alle den therapeutischen Grundsätzen gerecht werden: Herkömmliches Gebäck ist meist aus Weizenmehl hergestellt. Leider verwenden viele Bäcker fertige Backmischungen, deren Inhaltsstoffe nicht genau bekannt sind. Auch hierauf kann der Einzelne reagieren. Es ist aber ein Leichtes, ein Gebäck aus anderem Getreide, wie Dinkel, Roggen, Hafer, Kamut oder Ähnlichem, herzustellen, um Weizen zu vermeiden.

Jede Semmel und viele herkömmlichen Brote enthalten auch Hefe. Bei einer Dysbiose im Sinne einer Candidose sind Reaktionen darauf häufig. Wird bei der Herstellung des Gebäcks auf Hefe verzichtet, geht der Teig nicht gleich auf, sondern ergibt so genannte Fladengebäcke. Auch diese können wahlweise aus Dinkel, Roggen, Kamut oder anderem Getreide hergestellt werden. Wenn keines der so genannten backfähigen Getreide vertragen wird bzw. eine Glutenintoleranz (Zöliakie) besteht, wird auf Hirse, Mais, Amaranth oder Buchweizen zurückgegriffen.

Grundrezept für Fladengebäck ohne Hefe (circa 4 Fladen)

250 g	fein gemahlenes vollwertiges Mehl, möglichst frisch gemahlen und ausgesiebt
$^1/_2$ l	kohlensäurehaltiges Mineralwasser
	Meersalz, gemahlener Kümmel oder Anis

Das Mehl wird mit dem Mineralwasser zu einem Teig vermischt und gewürzt. Mit Hilfe eines nassen Esslöffels 4 Fladen auf einem mit Backpapier ausgelegten Backblech auftragen und mit dem nassen Löffel glatt streichen. Den Teig mit einer Gabel mehrmals einstechen und im vorgeheizten Backofen bei 220–250 Grad circa 15 Min. backen, bis die Fladen eine schöne Farbe haben. Danach auf einem Gitter erkalten, mit einem sauberen Küchentuch abdecken und durchtrocknen lassen.
Sie sollen noch am selben Tag gegessen werden. Man kann sie aber auch gut einfrieren und circa eine halbe Stunde vor Gebrauch entnehmen.

Dieses Fladengebäck kann praktisch aus allen Getreiden, wie Dinkel, Kamut, Roggen, Buchweizen, Mais, Amaranth, Quinoa und anderen, hergestellt werden. Varianten mit Schafsmilch oder Acidophilusmilch – entsprechende Verträglichkeit vorausgesetzt – sind möglich, aber nicht unbedingt notwendig. Auch können Fladen mittels Natursauerteig hergestellt werden, was aber bereits aufwendiger ist.

Mittlerweile existieren auch verschiedene Sorten von Knäckebroten, die mitunter als Alternative möglich sind. Einerseits werden sie von Bäckern selbst hergestellt, andererseits gibt es auch gefertigtes Amaranth-Knäckebrot.

Besteht die Notwendigkeit, alle Getreide zu meiden, wie anfangs bei einer Candidose, kann auf die Kartoffel zurückgegriffen werden. Hier wird dann die gekochte Kartoffel in Scheiben geschnitten und gründlich gekaut. Aber auch hier besteht die Möglichkeit einer Intoleranz gegenüber Nachtschattengewächsen.

Eine ähnliche Vorgehensweise ist bei der Auswahl des Lebensmittels notwendig. Wenn Mayr Milch als hochwertiges Lebensmittel bezeichnete, was seiner Zeit entsprechend auch durchaus richtig war, so ist Milch heute vielfach nicht mehr gleich zu bewerten. Die Gründe hierfür sind vielfältig und würden den Rahmen unserer Betrachtung übersteigen.

Wichtig ist, dass

- Kuhmilch eines der häufigsten primären Lebensmittelallergene darstellt.
- oft Intoleranzen im Zuge einer Dysbiose auftreten.
- Kuhmilcheiweiß für den Säugling extrem schwer verdaubar und damit tendenziell unverträglich ist.
- es bei nicht vollständigem Abbau des Kuhmilcheiweißes zu Enteropathie und intestinaler Autointoxikation kommt.
- Kuhmilcheiweiß durch Haltbarmachung, wie z.B. Pasteurisieren, verändert wird.
- Reaktionen im Sinne einer Lactoseintoleranz möglich sind.

All dies führt dazu, dass Kuhmilch vor der Gabe als Diätetik während einer Mayr-Therapie unbedingt auf Verträglichkeit überprüft werden muss.

Als Alternativen zur Kuhmilch stehen zur Verfügung:

- Schafsmilch, Ziegenmilch, Stutenmilch
- Hafer-, Reis- oder Sojamilch
- Gemüse-/Basensuppe
- diverse Aufstriche, wie z.B. Vitaminaufstrich, Kastanienaufstrich

Entsprechend der erhobenen Diagnostik nach Mayr ist nun die Durchführung der Therapien in verschiedenen Intensitäten möglich. Wenden wir uns im nächsten Kapitel der intensivsten Form zu.

Wasser-Teefasten

Im Rahmen stationärer Behandlungen ist dies unter engmaschiger ärztlicher Kontrolle möglich und sehr effektiv. Es ist auch darauf zu achten, dass die gewählten Kräutertees gut verträglich sind. Manche Pflanzen, wie etwa die Brennnessel, haben hohe Histaminkonzentrationen und müssen daher gemieden werden.

Auch bei der Herstellung der Gemüsebrühe ist darauf zu achten, dass nur Gemüse verwendet wird, das gut verträglich ist. Am häufigsten ist hier die Karotte zu nennen (Kreuzallergie bei verschiedenen Pollenallergien, siehe Seite 22) bzw. die Kartoffel (Intoleranz gegenüber Nachtschattengewächsen).

Bei der Einnahme der Mahlzeit wird empfohlen, dass sowohl der Tee als auch die Gemüsebrühe gelöffelt und eingespeichelt werden. Nicht als Schikane, sondern der Schulung wegen. Es soll gleich von Anfang an das Kauen trainiert werden.

Milch-Semmel-Diät

Diese Therapieform hat die Mayr'sche Therapie weithin bekannt gemacht. Damit meinte Mayr aber auch immer die Kauschulung als wichtige therapeutische Maßnahme. Im Sinne der Allergie müssen wir die Grundsätze beibehalten, aber die Lebensmittel entsprechend der individuellen Verträglichkeiten anpassen. Dies erfolgt durch den AK-Test. Als Alternative zur klassischen Form stehen zur Verfügung:

Weizensemmel	Dinkelsemmel Roggenknäckebrot Dinkelfladen Hirse-/Amaranthfladen Reiswaffel Cornflakes (ungesüßt) Kartoffel
Kuhmilch	Sauermilch, Joghurt Schafsmilch, -joghurt, -topfen Ziegenmilch, -joghurt Hafer-, Reis-, Sojamilch Basensuppe

Es ist wichtig, dass diese Lebensmittel genauso eingenommen werden, wie es Mayr beschrieb. Man nimmt einen kleinen Bissen, z.B. eines Dinkelfladen, kaut diesen intensiv und ausführlich, bis ein flüssiger Speichel-Speisebrei entsteht. Danach wird in kleinen Teelöffeln z.B. ein Schafsmilchjoghurt in den Mund genommen, weiter gekaut bzw. durchmischt und geschluckt. Dieser Vorgang wird so lange wiederholt, bis ein angenehmes Sättigungsgefühl eintritt. Auch sind mindestens 4 bis 5 Stunden Abstand zwischen den Mahlzeiten einzuhalten, um dem Organismus ausreichend Gelegenheit zu geben, das Gegessene auch vollständig zu verdauen. Tritt kurz vor der Mahlzeit ein Hungergefühl ein, so ist dies als ein erstes Zeichen der wiederkehrenden Rhythmik zu verstehen.

Wie wir wissen, nimmt die Verdauungsleistung gegen Abend hin ab, deshalb wird abends nur etwas Kräutertee gelöffelt. Im Tee aufgelöst kann etwas Honig sein, auch eine Scheibe Zitrone oder Orange kann beigegeben werden. Bedenkt man aber, dass Honig als konzentriertes Kohlenhydrat auch gärungsfreudig ist, so wird man bei sensiblen Personen mit Blähungen darauf verzichten. Hier ist oft eine kleine Menge eines Dinkelfladens günstiger als der konzentrierte Honig.

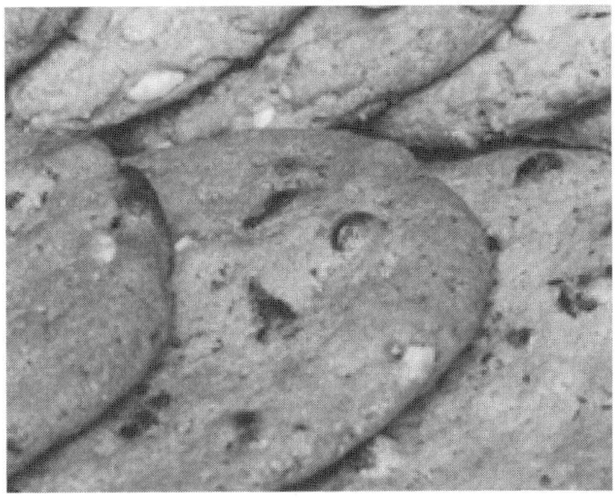

Abbildung 17: Fladengebäck ist überaus schmackhaft.

Wir haben auch die Monotonie, das heißt, dass immer das gleiche Lebensmittel gegessen wird, als wichtigen Teil der Mayr-Therapie kennen gelernt. Dies ist zwar bei der Allergie grundsätzlich auch noch gültig, muss aber in manchen Fällen zugunsten einer Rotation von Lebensmitteln abgeändert werden. Dies erklärt sich aus der Fehlfunktion des Immunsystems. Dieses reagiert eventuell auf immer gleiche Reize eines Lebensmittels mit der Entwicklung einer Intoleranz auf das vorher gut vertragene Lebensmittel. Bei einer Dysbiose im Sinne einer Candidose ist diese Rotation der Lebensmittel (und der medikamentösen Therapie) unbedingte Notwendigkeit, um eine Effizienz zu erzielen (siehe Mayr, P./ Stossier, H.: Die Candida-Diät, Haug Verlag, 2000).

Während der Behandlung wird zum Beispiel bei der ärztlichen manuellen Bauchbehandlung auffallen, dass nicht die erwartete Verbesserung der Bauchbefunde eintritt. Vermehrte Blähungen, spastische Darmabschnitte, Leberstauung und Zeichen einer Rückvergiftung sind solche Hinweise. Auch im dann notwendigerweise durchgeführten AK-Test wird man die Ursachen einer geänderten Muskeltestreaktion finden.

Im Zuge der Mayr-Therapie wird schrittweise mehr zu essen gegeben. Dies führt zur erweiterten Form der Milch-Semmel-Diät.

Erweiterte Milch-Semmel-Diät

Unter Beibehaltung der Kauschulung und der Therapieprinzipien zur Wiedererlangung der Esskultur werden die Speisen etwas anspruchsvoller. Als Zulagen eignen sich – wieder entsprechende Verträglichkeit vorausgesetzt:

- diverse Aufstriche aus Karotten und Sellerie, Schafstopfen
- Putenbrust, Rinderschinken, Avocado (Aufstrich)
- weiches Ei (eventuell Wachtelei)
- Wurzelgemüse
- kaltgepresstes Pflanzenöl

Gerade das kaltgepresste Pflanzenöl ist bei vielen allergischen Erkrankungen wichtig. Nicht wegen der Kalorienzufuhr, sondern wegen der vielen nützlichen Effekte im Stoffwechsel. Diese kaltgepressten Pflanzenöle wirken:

- entzündungshemmend – vor allem Leinöl, Hanföl
- als Vorstufe der Hormone der Nebenniere – Cortison, Progesteron
- aktivierend auf den Thymus als Immunorgan
- beruhigend bei Hautbeteiligung, z.B. bei Neurodermitis

Ihre Gabe als Zusatz kann zur entscheidenden Verbesserung des Befindens und Abklingen von Beschwerden bei der Allergien führen.

Die Milde Ableitungsdiät

Die Milde Ableitungsdiät (MAD) ist der ideale Übergang von einer intensiven Mayr-Therapie zur Alltagskost. Sie entspricht sowohl von der Auswahl der Lebensmittel als auch von deren Zubereitung den Richtlinien der Schonung. Natürlich ist diese nicht mehr so intensiv und auch die Monotonie gelockert, aber im Vergleich zum „Durcheinander der Alltagskost“ bringt die MAD viel Ordnung in den Speiseplan.

Die Milde Ableitungsdiät ist für viele auch die ideale Form einer Mayr-Therapie. Nämlich immer dann, wenn eine intensive Diät nicht durchgeführt werden kann. Durch ihre milde entgiftende Wirkung kann sie auch über einen längeren Zeitraum durchgeführt werden, was gerade bei einer Allergie vorteilhaft ist. Sie eignet sich auch für eine ambulante Mayr-Therapie und eine Ernährungsumstellung zu Hause.

Im Bereich der Allergie ist nun wieder Folgendes wichtig:

- Pflege der Esskultur – Wechselspiel zwischen Hunger und Sättigung beachten.
- Das Frühstück entspricht in etwa der „erweiterten Milch-Semmel-Diät“.
- Mittags werden leicht bekömmliche Speisen zubereitet, z.B. Kartoffeln und Gemüse, Fisch und Gemüse.
- Abends weiterhin möglichst wenig, allenfalls eine Basensuppe oder eine Zulage mit Gebäck.

Bezüglich der Zubereitung der Milden Ableitungsdiät siehe Rauch, E./Mayr, P.: Milde Ableitungsdiät, Haug Verlag, 2001, bzw. Rauch, E./ Mayr, P.:Schnell & einfach: Milde Ableitungsdiät, Haug Verlag 2001. Wichtig ist, dass nach wie vor nur solche Lebensmittel gegessen werden, die sich als verträglich herausgestellt haben.

Bittersalz – Glaubersalz

Zur Reinigung des Darmes und zur Förderung der Entgiftung wird wie oben ausgeführt morgens ein Glas Bittersalz getrunken. Im Falle einer Allergie bzw. Intoleranz ist es nicht nur theoretisch denkbar, sondern gar nicht so selten, dass auch eine Unverträglichkeit gegenüber Bittersalz oder Glaubersalz besteht. Somit wird auch hier empfohlen, Bittersalz und Glaubersalz im AK-Test auf Verträglichkeit zu überprüfen. Gegebenenfalls ist eine Darmreinigung durch andere Maßnahmen, wie z.B. die Gabe von Magnesiumcitrat, Vitamin C oder Bitterstoffen, durchzuführen.

Auch im Bereich der Kräutertees gibt es eine Reihe von Unverträglichkeiten. Die Brennnessel als histaminreiche Pflanze wurde bereits genannt, darüber hinaus kommen aber immer wieder Reaktionen gegenüber einzelnen Pflanzen vor, sodass auch empfohlen werden muss, die Kräutertees im AK-Test zu überprüfen.

Zeitlicher Ablauf einer Mayr-Therapie bei Allergien

Ein sinnvoller zeitlicher Rahmen für eine Mayr-Therapie sind mindestens 3 bis 4 Wochen. Es wird nicht möglich sein, in einer kürzeren Zeit den Verdauungsapparat so weit zu verbessern, dass einzelne Lebensmittelintoleranzen verschwunden sind. Es hat sich auch bewährt, circa 4 bis 6 Wochen Therapiezeitraum zur Behandlung einer Dysbiose im Sinne einer Candidose anzusetzen.

Parasitenbehandlungen dauern mitunter noch länger, weil die entsprechenden Generationszyklen zu beachten sind. Das bedeutet nicht, dass unbedingt 4 bis 6 Wochen nur intensivste Mayr-Therapie durchgeführt werden müssen. Es wird in der Praxis zum Beispiel folgender Ablauf möglich und sinnvoll sein:

- 1 Woche Milde Ableitungsdiät als Einstieg
- 2 Wochen intensive Diät im Sinne einer Milch-Semmel-Diät
- 1 bis 2 Wochen Milde Ableitungsdiät als Übergang

Oder im stationären Bereich:

- 3 Wochen intensive Milch-Semmel-Diät
- 1 bis 2 Wochen Milde Ableitungsdiät als Übergang

Der zeitliche Ablauf, wie lange einzelne Diätformen empfohlen werden und wie der Übergang zum Alltag zu erfolgen hat, ist sehr individuell – wie die Mayr-Therapie insgesamt.

Oft taucht die Frage auf, wann einzelne unverträgliche Lebensmittel wieder gegessen werden können. Die Antwort darauf ist jedoch rein spekulativ. Aus der Erfahrung lässt sich sagen, dass es mindestens 4 bis 6 Wochen dauern wird, meist sogar etwas länger. Nach dieser Zeit sind zwar die Beschwerden abgeklungen bzw. nicht mehr vorhanden, sie würden aber bei Verzehr des unverträglichen Lebensmittels sofort wiederkommen. Erst wenn es gelingt, den Verdauungsapparat so weit zu verbessern, dass er seine natürlichen Funktionen wieder voll erfüllt, wird auch ein bisher unverträgliches Lebensmittel gegessen werden können. Aber es kann durchaus 3, 6 oder 12 Monate und auch länger dauern.

Unterstützende Maßnahmen

Bei vielen, wenn nicht allen Formen von Allergie bzw. Intoleranz werden wir Defizite von Mineralstoffen, Spurenelementen und/oder Vitaminen finden. Zumeist wird aber eine deutliche Verbesserung der Beschwerden durch die Gabe der richtigen orthomolekularen Substanz zu verzeichnen sein. Im praktischen Vorgehen ist wieder Folgendes wichtig:

Die AK-Testung sämtlicher therapeutisch relevanter Arzneien ist notwendig, um die individuelle Verträglichkeit zu überprüfen. Vielfach ist zwar die Wirksubstanz, z.B. Zink, absolut notwendig, aber in der pharmazeutischen Zubereitung werden noch Füllstoffe, Bindemittel und diverse Hilfsstoffe verwendet. Auf diese Stoffe reagiert das Immunsystem. Im Endeffekt kommt es also nicht zu einer Reduktion der Beschwerden, sondern zu einer verstärkten Allergiesymptomatik. Daher muss man sich als Arzt auch angewöhnen, orthomolekulare Reinsubstanzen zu testen und folglich auch nur diese zu verwenden. Erst so gelingt es, die Beschwerden zu lindern. Folgende orthomolekulare Substanzen sind bei der Allergie wichtig:

> Grundsätzlich sind Pulver ohne Zusatzstoffe oder Kapseln, bei deren Öffnung der Inhalt leicht herausrieselt, günstiger als Tabletten oder Filmtabletten mit Überzug.

Zink

Es kommt als zentrales Mineral in vielen Enzymsystemen vor und beeinflusst die Wirkung des Thymus als immunkompetentes Organ. Zink wirkt im Säure-Basen-Haushalt, unterstützt die Hormonproduktion der Nebenniere (Cortison, Progesteron) und ist wichtig bei allen Hauterkrankungen, inklusive deren Anhangsgebilde (Haare,Nägel). Zink wird

bei Candidose/Parasitose verbraucht, neutralisiert Schwermetalle und fehlt praktisch immer bei Fructoseintoleranz.
Täglicher Bedarf: circa 15 mg.
Therapeutische Dosis: circa 30 bis 60 mg.

Calcium

Calcium ist eines der wichtigsten Mineralstoffe bei der Allergie. Es wirkt antihistaminerg, das heißt, es reduziert die Wirkung von Histamin. Darüber hinaus ist Calcium Bestandteil von Knochen und Zähnen, wo es für deren Festigkeit verantwortlich ist (Osteoporose, Parodontose). Calcium ist an der Informationsübertragung an den Zellwänden beteiligt, vermehrte Krampfneigung bei Mangel (Tetanie).
Täglicher Bedarf: circa 1 g.
Therapeutische Dosis: circa 1 g.

- **Wichtig:** Eine Tasse Bohnenkaffee scheidet etwa 6 mg Calcium aus!

Kupfer

Kupfer wird in der Leber gespeichert und ist unser wichtigstes entzündungshemmendes Mineral. Bei der Histaminintoleranz ist es insofern wichtig, als der Histaminabbau durch ein kupferhaltiges Enzym (DAO) durchgeführt wird. Kupfermangel oder Verbrauch durch Entzündung verstärken allergische Symptome.
Täglicher Bedarf: circa 2 mg.
Therapeutische Dosis: circa 4 bis 8 mg.
Nicht gleichzeitig mit Zink einnehmen!

Natriumbicarbonat

Natriumbicarbonat ist die wichtigste Substanz bei Entzündungen. Jede Entzündung ist eine lokale Übersäuerung. Natriumbicarbonat gleicht dies aus, reduziert die Übersäuerung des Magens, reduziert Schmerzen, wirkt entzündungshemmend bei Allergie. Die Gabe als Basenpulver zwischen den Mahlzeiten bewährt sich.

Rezept Basenpulver

Natrium Monohydrogenphosphoricum	10,0
Kalium Citricum	10,0
Calcium Carbonicum	100,0
Natrium Hydrogencarbonicum	ad 200,0

Therapeutische Dosierung: 2 bis 20 g pro Tag.

Wichtig: Bei akuten Beschwerden ist die Gabe von Natriumbicarbonat auch als Infusion möglich, wodurch die Beschwerden rasch abgefangen werden können. Die beste Aufnahme ist als Basenpulver in Wasser aufgelöst, zwischen den Mahlzeiten getrunken.

Vitamin B6

Vitamin B6 ist nicht nur für die Nerven wichtig, sondern auch beim Abbau von Eiweiß notwendig. Eiweißreiche Kost, wie sie bei uns üblich ist, führt daher oft zum B6 Mangel. Bei der Histaminintoleranz ist häufig auch ein B6-Mangel. B6 fungiert als Co-Faktor des Histaminabbaus. Therapeutische Dosierung: circa 50 mg pro Tag als aktiviertes B6.

Vitamin C

Vitamin C ist wohl den meisten bekannt – bei einer Erkältung, einem banalen Infekt oder einer viralen Entzündung wirkt es hervorragend. Dies sind alles Wirkungen im Immunsystem. Bei der Allergie senkt Vitamin C den Histaminspiegel. Hierzu sind aber Mengen von circa 2 bis 10 g oder mehr notwendig. Daher erfolgt die Gabe zum Teil als Infusion, bei der Zufuhr über den Verdauungsapparat führen hohe Dosen zu weichem Stuhl bis hin zum Durchfall. Die richtige therapeutische Dosis ist jene, die gerade noch keinen Durchfall macht. Daher so lange die Einnahme des Vitamin C steigern, bis Durchfall kommt, und dann etwas weniger nehmen. Vitamin C sollte immer in gepufferter Form, das heißt pH-neutral, eingenommen werden. So werden lokale Wirkungen des Vitamin C als Säure vermieden. Einnahme als Pulver in Wasser aufgelöst, eventuell mit Basenpulver gemischt.

Wichtig: Haben Sie nur reines Vitamin C, mischen Sie es im Verhältnis 1:1 mit Basenpulver. So erhalten Sie gepuffertes Vitamin C.

Vitamin F

Unter Vitamin F werden ungesättigte Fettsäuren verstanden. Diese haben gerade bei der Allergie besondere Bedeutung. Sie sind wichtig bei allen Hauterkrankungen, also vor allem Neurodermitis, allergischem Ekzem (Kontaktekzem) und trockener Haut. Hoch ungesättigte Fettsäuren sind Vorstufen für die Hormonsynthese der Nebenniere. Diese produziert das wichtige Cortison, aber auch Progesteron. Der Thymus ist auf die Anwesenheit ungesättigter Fettsäuren angewiesen, um den spezialisierten Immunzellen ihre Informationen zu geben. Darüber hinaus haben sie viele Stoffwechselfunktionen, ohne die ein gesundes Leben nicht möglich ist. Täglicher Bedarf: circa 5 bis 10 g kaltgepresstes Pflanzenöl, dies entspricht in etwa 2 Esslöffeln. Wichtig: Hoch ungesättigte Fettsäuren benötigen Vitamin E als Schutz, damit das Öl nicht ranzig wird. Daher täglich 200 bis 400 I.E. Vitamin E zuführen. Licht, Luft und Wärme zerstören hoch ungesättigte Fettsäuren, daher das kaltgepresste Pflanzenöl in dunklen Flaschen im Kühlschrank und gut verschlossen aufbewahren. Nicht erhitzen!

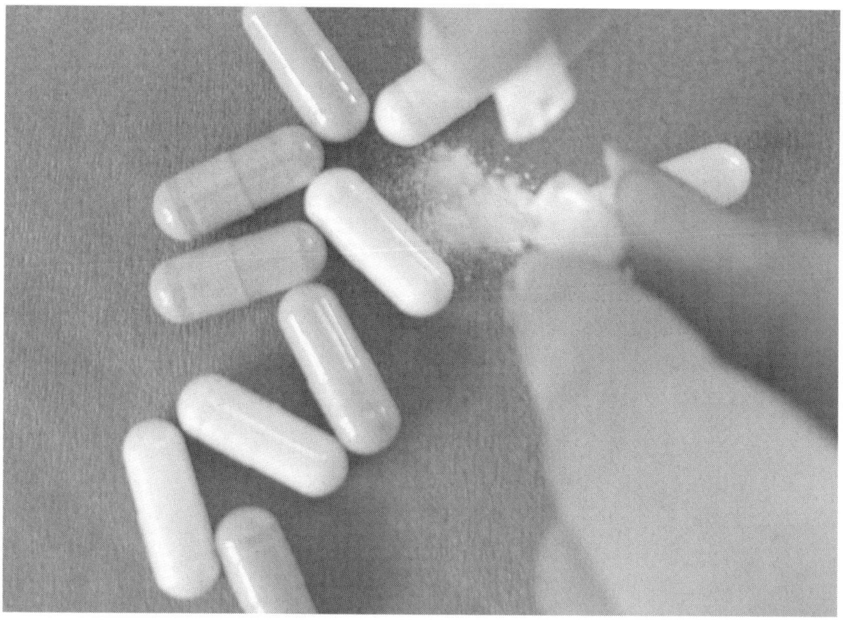

Abbildung 18: Alle Vitamine können Sie auch in Form von Nahrungsergänzungsmitteln zuführen.

Praktische Tipps bei einzelnen Krankheitsbildern

Pollinose – Neurodermitis – Asthma bronchiale

Dieser Krankheitskomplex hat enge Verbindungen. Oft haben schon Neugeborene Zeichen von Milchschorf oder entwickeln in den ersten Lebensmonaten leichte Hauterscheinungen. Solange das Kind gestillt wird, ist die Ernährung der Mutter der entscheidende Faktor. Isst die Mutter blähende Speisen, wird auch der Säugling gebläht sein. Leidet die Mutter an einer Lebensmittelintoleranz oder Allergie, so besteht die Gefahr, dass sich dies bei Verzehr des unverträglichen Lebensmittels über die Muttermilch auch auf den Säugling auswirkt. Nun finden wir gerade bei Neurodermitis und Asthma bronchiale eine Kuhmilchallergie oder -intoleranz. Dies betrifft auch alle Kuhmilchprodukte, also auch Joghurt, Topfen, Käse und Butter. Ist Neurodermitis oder Asthma bei einem Elternteil bekannt, so wird empfohlen, das Neugeborene bis Ende des ersten Lebensjahres frei von sämtlichen Kuhmilchprodukten zu ernähren. Solange die Mutter stillt, gilt diese Empfehlung auch für sie selbst.

Eine typische Krankheitskarriere

Milchschorf – Neurodermitis – ständiger Schnupfen – häufige Mandelentzündungen bis zur Entfernung derselben – häufige Bronchitiden, Heuschnupfen – dann Asthma. Als Jugendlicher bzw. Erwachsener Wechsel zwischen Hauterscheinungen und Asthma.

So hilft die Mayr-Therapie

Die chinesische Medizin lehrt, dass alle Gifte, die über Darm und Niere nicht ausgeschieden werden können, über Lunge und Haut eliminert werden. Die Erfahrung zeigt auch, dass Hauterkrankungen, sofern sie unterdrückt werden, zu Erkrankungen innerer Organe führen. Daher werden wir in der Mayr-Therapie versuchen, diese beiden Organe – nämlich Lunge und Haut – zu entlasten. Dies erfolgt, indem wir die Ausscheidung über Darm und Niere fördern.

Bittersalz, Colonhydrotherapie und Tees

Die Ausscheidung über den Darm kann neben Bittersalz durch Einläufe oder eine Colonhydrotherapie forciert werden. Darüber hinaus kommen Bitterstoffe und Vitamin C und Magnesiumcitrat in Frage, die in höheren Dosen eine abführende Wirkung haben.

Für die Niere ist vor allem das ausreichende Trinken wichtig. Eine zusätzliche Unterstützung kann durch „Nierentees" erfolgen (Goldrute, Berberitze). Eine Anregung der Nierentätigkeit kann auch über eine Fußreflexzonenbehandlung sowie über das Reibesitzbad nach Kuhne erreicht werden (siehe Rauch, E.: Blut- und Säftereinigung, Haug Verlag, 1998. Beschreibung des Reibesitzbades siehe Seite 124).

Öle

Bei der Neurodermitis ist in circa 50 % aller Fälle ein Enzymdefekt bei der Umwandlung von ungesättigten Fettsäuren an der Symptomatik beteiligt. Dies unterstreicht die Bedeutung von ungesättigten Fettsäuren für die Therapie. Hier sind es vor allem die so genannten Dihomogammalinolensäure (DGLA), die im Borrigeöl oder Nachtkerzenöl enthalten ist und eine gute therapeutische Wirkung hat. Aber auch Schwarzkümmelöl, das zusätzlich noch milde den Thymus als Immunorgan unterstützt, kann sehr hilfreich sein. Die therapeutische Auswahl der einzelnen Öle erfolgt wiederum im AK-Test.

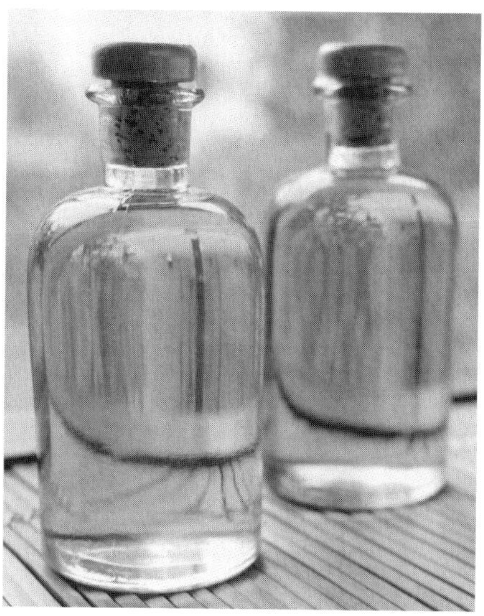

Abbildung 19: Öle sind zur Hautpflege bestens geeignet.

Bei allen Hauterscheinungen, auch jenen von unspezifischen Ekzemen, sind lokale Anwendungen von kaltgepressten Pflanzenölen wichtig. Dies kann als Hautpflege zum „Einfetten", als Badezusatz oder Ölfleck erfolgen. Meist ist die Verwendung von Öl angenehmer als die von verschiedenen Hautcremes, vor allem aber behindern Öle nicht die Ausscheidung der Haut. Viele Cremes verschließen die Poren der Haut und verhindern damit eine effektive Entgiftung. Verwenden sollte man aber nur frische kaltgepresste Öle, alte Öle riechen nicht nur unangenehm ranzig, sondern sind auch therapeutisch ungeeignet. Sie belasten den Stoffwechsel mehr, als dass sie therapeutischen Nutzen ergeben würden. Bei allen Hauterscheinungen ist aber die Verwendung von kaltgepressten Pflanzenölen mit den Speisen unbedingte Notwendigkeit. In der Mayr-Therapie ist dies leicht als Ergänzung zur Basensuppe oder bei der Milden Ableitungsdiät möglich.

Die ungesättigten Fettsäuren suchen sich das Licht und den Sauerstoff. Sie wandern daher im Stoffwechsel bis zur Haut, wo sie dann oxidiert werden. Erst dies gibt der Haut die richtige Geschmeidigkeit. Als Ergänzung zu den Fetten ist die Einnahme von Vitamin E als Oxidationsschutz wichtig.

Das Basenbad

Das Basenbad hilft der Haut, die Säuren auszuscheiden. Dem Badewasser wird circa eine Hand voll Soda zugegeben. Bei ansteigender Wassertemperatur bleibt der Badende so circa 20 bis 30 Minuten im Wasser. (Achtung auf Kreislauf, nicht zu heiß während der Mayr-Therapie!) Entsprechende Beigabe von Ölen wirkt rückfettend auf die Haut. Bei ausgeprägten Hauterscheinungen muss man mit den Bädern vorsichtig umgehen und unbedingt vorher die Entgiftung über den Darm anregen.

Inhalation, nasale Reflextherapie

Inhalationen sowie die nasale Reflextherapie unterstützen die Lunge. Die nasale Reflextherapie geht auf den Arzt Dr. Nils Krack zurück (Krack, N.: Nasale Reflextherapie mit ätherischen Ölen, Haug Verlag, 1992). Hier werden mit ätherischen Ölen die Nasenschleimhäute behandelt. Dies hat eine reinigende Wirkung auf den Bereich der Nase selbst, aber auch auf die Nebenhöhlen und den gesamten Atmungstrakt. Die Öle sollten mittels Applied Kinesiology auf Verträglichkeit geprüft werden.

Lebensmitteltest bei der Pollinose

Beim Heuschnupfen, der Pollinose, ist aufgrund der vielen Möglichkeiten einer Kreuzallergie zwischen Pollen und den verschiedenen Lebensmitteln immer ein Lebensmitteltest notwendig. Meist zeigen sich mit der Karenz der unverträglichen Lebensmittel eine deutliche Verbesserung der Symptomatik, wenn nicht überhaupt ein völliges Verschwinden.

Herz-Kreislauf-Beschwerden

Natürlich lassen sich nicht alle Herzbeschwerden durch eine Allergie erklären. Wir haben aber gesehen, dass eine der Wirkungsrichtungen von Histamin auf das Herz-Kreislauf-System gerichtet ist. Oft weiß der Betroffene auch, dass nach dem Genuss von unverträglichen Lebensmitteln Herzrhythmusstörungen auftreten können. In der Mayr-Therapie sollte Herzklopfen nach dem Essen daran denken lassen. In diesem Zusammenhang sind die Arbeiten des Kardiologen Coca interessant.

Er definierte ein Lebensmittel als unverträglich, wenn nach dem Verzehr desselben der Herzschlag um zehn Schläge desselben ansteigt. Dies ist leicht selbst zu überprüfen.

Coca-Test

Messen Sie vor dem Essen den Puls (z.B. an der Hand oder am Hals). Steigt der Puls circa 20 bis 30 Minuten nach dem Essen um mehr als zehn Schläge pro Minute, haben Sie einen Teil aus dem Essen nicht vertragen.

Diese Selbstkontrolle ist nach kurzer Einübung ein guter Parameter zum Erkennen einer Lebensmittelintoleranz.

Histamin wirkt in hohen Dosen auch blutdrucksenkend. Somit ist die ständige Müdigkeit, weil der Blutdruck nicht richtig in Schwung kommt, auch ein häufiges Zeichen einer Lebensmittelintoleranz. In vielen Situationen, wie Vorträgen, Veranstaltungen, Seminaren oder auch einfach im Büro selbst, sieht man immer wieder, wie nach dem Essen viele sanft dahindösen. Dieses Dösen kommt nicht daher, dass das ganze Blut im Bauch versackt, sondern vom nicht abgebauten Histamin. Mit dem anschließenden Kaffee erhält zwar die Nebenniere einen Anstoß, das Histaminproblem wird dadurch aber eher verstärkt.

Durch die Mayr-Therapie werden solche Regulationsstörungen rasch und effektiv beseitigt, die Leistungsfähigkeit steigt und die unangenehmen Beschwerden durch das Essen verschwinden. Als begleitende Maßnahmen sind die Gabe von Calcium und vor allem Kalium und Magnesium bei Herzrhythmusstörungen besonders wichtig.

Aus der Praxis

Patientin A. P., 58 Jahre

Beschwerden: seit 12 Jahren Herzbeschwerden, nach jedem Essen Herzflattern, Hypertonie, Obstipationsneigung, Müdigkeit.

Untersuchung nach Mayr: massives Radixödem, spastischer Dickdarm und fleckige Zunge.

Im AK-Test generalisierter Hypertonus, Histaminintoleranz, Nebennierenschwäche, positive Reaktion auf Calcium, Kupfer, Vitamin B6, und Vitamin C. Darüber hinaus Parasitenbelastung.

Im Lebensmitteltest Unvertäglichkeit von Kuhmilchprodukten, Weizen, Fruchtzucker und Fisch.

Während der Mayr-Therapie als Entgiftungsreaktion Herzbeschwerden. Nach 3 Wochen stationärer Mayr-Therapie deutliche Besserung. Keinerlei Herzbeschwerden nach dem Essen mehr.

Nach 4 Monaten Karenz der Lebensmittel nur noch Kuhmilchprodukte unverträglich, keinerlei erneute Herzbeschwerden.

Migräne – Kopfschmerz

Wegen Kopfschmerzen bzw. Migräne wird sehr oft eine Mayr-Therapie durchgeführt. Andererseits sind Kopfschmerzen auch ein häufiges, wenn nicht regelmäßiges Zeichen einer Entgiftungsreaktion während der Mayr-Therapie.

Es konnte gezeigt werden, dass Kopfschmerzen in Abhängigkeit mit der Histaminkonzentration auftreten. Vielfach wird auch die Zuordnung zu einzelnen Lebensmitteln vom Betroffenen wahrgenommen.

Beginnt die Migräne, beginnt auch der Wettlauf mit der Zeit. Gelingt es, die zirkulierenden Gifte (Histamin, biogene Amine) rasch über den Darm zu eliminieren, reduziert dies die Beschwerden. Es ist also empfehlenswert, Einläufe und/oder eine Colonhydrotherapie durchzuführen. Auch das Reibesitzbad nach Kuhne (siehe Rauch, E.: Blut- und Säftereinigung, Haug Verlag, 1998) hilft, indem die Ausscheidungen „nach unten" gefördert werden.

Reibesitzbad nach Kuhne

Das Reibesitzbad fördert die Ausscheidung über den Urogenitalbereich. Gerade bei Allergien ist dies besonders wichtig, um beispielsweise Hautsymptome oder Darmbeschwerden abzuleiten.

Die Badende sitzt dabei auf einem Wassereimer oder am Bidet. Das Wasser hat anfänglich eine angenehme Temperatur. Unter Zuhilfenahme eines Badeschwammes oder einfach mit der Hand wird der Genitalbereich umspült bzw. sanft gewaschen. Dies erfolgt täglich für mindestens 20 Minuten, wobei die Wassertemperatur immer weiter gesenkt werden soll, so dass die Badende auch kaltes Wasser gut verträgt und als angenehm empfindet. Verträgt die Badende das kalte Wasser nicht, kann man auch heißes Wasser einsetzen.

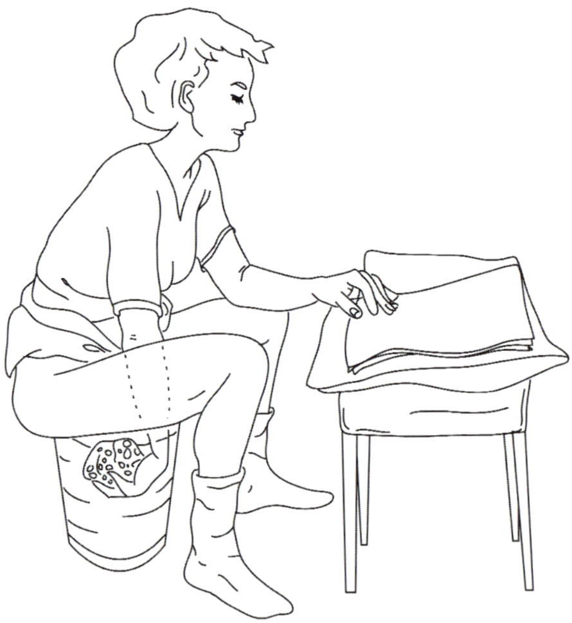

Abbildung 20: Reibesitzbad für Frauen nach Kuhne

Kopfschmerz ist auch immer eine lokale Übersäuerung, weshalb Basenpulver in großen Mengen sowie Zink gute Wirkungen zeigen. Beides ist bei akuten und starken Beschwerden auch als Infusion verabreichbar. Während der Entgiftungsphase können auch neuraltherapeutische Infiltrationen oder Akupunkturbehandlungen hilfreich angewendet werden. In jedem Fall ist aber auch die Leber als wichtige Entgiftungsstation zu unterstützen. Basenpulver, diverse Lebensmittel und Glutathion helfen hier gut.

Ist anamnestisch bereits eine Migräne bekannt, sollten obige Maßnahmen bereits prophylaktisch mit Beginn der Mayr-Therapie durchgeführt werden.

Beschwerden des Verdauungsapparates

Bei Allergien oder Intoleranzen finden sich nahezu alle Formen von Beschwerden. Man spricht von Reizdarm, Colon irritabile, unspezifischen sowie spezifischen Entzündungen, bis hin zu Morbus Crohn oder Colitis ulcerosa. Allen ist gemein, dass sie allergisch induziert sein können.

Überall hier ist die konsequente Durchführung einer Mayr-Therapie zielführend, um die Beschwerden zu lindern. Die ärztliche manuelle Bauchbehandlung sollte möglichst täglich, in akuten Fällen sogar zweimal täglich durchgeführt werden. Wärme kann sehr hilfreich sein, bei manchen Formen der Entzündung aber entgegengesetzte Effekte erzeugen. Die individuelle Empfindung ist zu berücksichtigen.

Häufige Darmentleerungen weisen auf konzentrierte Gifte im Enddarm hin. In diesem Fall sollte viel getrunken werden, Basenpulver zur Neutralisation der Säuren sowie Einläufe sind wichtige Hilfsmaßnahmen.

Bei Krämpfen wirken Calcium, Magnesium und Kupfer hervorragend – alles orthomolekulare Substanzen, die auch bei der Histaminintoleranz induziert sind.

Candida und Parasiten stellen eine häufige Belastung dar. Trotzdem entwickelt die Candidose eine gewisse Eigendynamik und erfordert ab einem gewissen Zeitpunkt eine spezifische Behandlung. Details hierzu in Mayr, P./Stossier, H.: Die Candida-Diät, Haug Verlag, 2000.

Die Candidiose ist immer Folge von und nie primäre Ursache.

Wichtig, dass bei allen suspekten Darmsymptomen an eine Candidose gedacht wird. Starke ätherische Öle aus Gewürzen helfen hier bei der Behandlung (Zimt, Knoblauch, Nelken).

Parasiten leben in so genannten Generationszyklen. Dies bedeutet, dass regelmäßig auftretende Beschwerden mit zwischenzeitlichen symptomfreien oder zumindest symptomarmen Intervallen darauf hinweisend sind. Juckreiz um den After ist ein häufiges Zeichen parasitärer Belastung. Auch hier unterstützen ätherische Öle die Behandlung. Darüber hinaus vor allem Bitterstoffe, wie Schwedenbitter, Schwarzwalnusstinktur, Schafgarbe, Beifuß, Nelken.

Rheumatische Erkrankungen

Rheuma bedeutet eigentlich nur „ziehender Schmerz". Diese beschreibende Diagnose wird oft verwendet, auch wenn die eigentliche Ursache unklar oder nicht ganz sicher ist. Viele „moderne" Diagnosen, wie Polymyalgiesyndrom oder Fibromyalgie, beschreiben auch nur, wo der Schmerz ist.

Allen rheumatischen Erkrankungen gemeinsam ist eine Entzündung. Diese läuft in verschiedenen Geweben ab und verursacht Schmerzen. Nun ist eine mögliche Ursache, dass die Entzündung allergischer Genese ist. Die Erfahrung zeigt, dass die Mayr-Therapie in allen Fällen eine deutliche Verbesserung der Beschwerden erbringt. Die Prognose beim so genannten „seronegativen Rheuma" ist sehr gut, da dies genau die Fälle sind, wo z.B. eine Lebensmittelintoleranz oder Allergie als Auslöser vorliegt. Natürlich sind auch viele rheumatische Erkrankungen einfach eine Überlastung des Bindegewebes als Speicherorgan und sprechen ebenfalls sehr gut auf eine Mayr-Therapie an.

Aus der Praxis

Patientinin A. M., 48 Jahre

Beschwerden: seit circa 2 Jahren Beschwerden im Bewegungsapparat, letzte Diagnose Fibromyalgie. Behandlung mit verschiedensten Schmerzmitteln und Immundepressiva. Zuletzt auch Behandlung wegen Depression. Trotzdem keine Verbesserung der Schmerzen. Im Labor hohes IgE und Eosinophilie.

Untersuchung nach Mayr: Leberschwellung, stark entzündlicher Dünndarm, spastischer Dickdarm. Insgesamt gestaut, Leber gestaut, Radixödem, Ödeme der Unterschenkel.

Im AK-Test generalisierter Hypertonus, Histaminintoleranz, Parasitenbelastung.

Im Lebensmitteltest Unverträglichkeit auf Kuhmilchprodukte, Roggen, Karotte und Walnuss. Schwäche im gesamten hormonellen System.

3 Wochen strenge stationäre Mayr-Therapie unter Vermeidung der unverträglichen Lebensmittel sowie orthomolekulare Substitution.

Nach 1 Woche Schmerzfreiheit im Bewegungsapparat, die Patientin kann wieder normal gehen, Spaziergänge unternehmen. Nach 3 Wochen deutliche Besserung der Bauchbefunde, Fortsetzen der orthomolekularen Substitution. Unterstützung der Nebenniere.

Kontrolle nach 3 Monaten – weiterhin Beschwerdefreiheit, gute Beweglichkeit, das hormonelle System hat sich erholt. Nach wie vor Histaminintoleranz, Unverträglichkeit von Kuhmilchprodukten ist geblieben, ebenso von Roggen und Karotte, keine Parasitenbelastung mehr, normale Immunglobuline.

Aufgrund der lokalen Übersäuerung ist es wichtig, ausreichend Basen zuzuführen. Basenpulver sollte möglichst oft genommen werden, eventuell kann man dies bei akuten Schmerzen auch als Infusion verabreichen.

Die Entgiftung wird auch über ein Basenbad gefördert. Hier wirkt sowohl die Wärme wohltuend, als auch die unmittelbare Entsäuerung über die Haut. Viele sind verblüfft, welche Schmutzränder das Badewasser hinterlässt, obwohl doch eine angemessene Hygiene erfolgte.

Von den Mineralstoffen ist vor allem Kupfer zu erwähnen. Dies ist das wichtigste antientzündliche Mineral. Kupferarmbänder wurden mitunter bei Gelenkbeschwerden empfohlen. Effektiver ist die Einnahme als Nahrungsergänzung. Kupfer ist aber auch beim Histaminabbau notwendig. Darüber hinaus sind Zink, Calcium, Magnesium sowie die kaltgepressten Pflanzenöle wichtig, die auch direkt in das Entzündungsgeschehen eingreifen. Vor allem die so genannten hoch ungesättigten Fettsäuren aus der Gruppe der Omega-3-Öle – Lein-, Hanf- oder Fischöl – sind die natürlichen Lieferanten dieser Fettsäuren.

Wer den Geschmack von Leinöl nicht mag, kann Leinöl mit (Schafs-) Topfen und Mandelmus mischen. Dies ist eine hervorragende Basis bereits während der Mayr-Therapie, aber auch später im Alltag. Mit Obst ergänzt, ist diese Mischung ein wunderbares Frühstück.

Auch Vitamin E wirkt entzündungshemmend. Anfänglich können hohe Dosen (ca. 1200 bis 1600 I.E.) verabreicht werden. Deren Wirkung ist mit der eines herkömmlichen Schmerzmittels (Aspirin) vergleichbar. Langfristig sind maximal 400 I.E. günstig.

Zyklusstörung der Frau

Oft klagen Frauen über starke Schmerzen am Beginn der Regel, die durch herkömmliche Schmerzmittel nicht oder nur unzureichend gemildert werden.

Nun hat Histamin auch Wirkung auf die glatte Muskulatur, zwar mehr auf Bronchien (Asthma) und Darm (Reizdarm), aber die Gebärmutter bleibt nicht ganz unverschont davon. Statistisch gesehen erhöhen der Verzehr von Ei und Käse das Risiko zur Dysmenorrhoe (krampfartige Regelschmerzen). Jarisch konnte zeigen, dass es unmittelbar vor der Periode zu einem verminderten Histaminabbau kommt. Dies kann ein Faktor für die genannten Beschwerden sein.

In der Mayr-Therapie beobachten wir oft ein Normalisieren der Periode, sowohl was die zeitliche Abfolge als auch die Beschwerden anbelangt. Während der Mayr-Therapie kann die Regelblutung verfrüht, aber auch verzögert auftreten – je nach Notwendigkeit der Entgiftung.

Krampfartige Beschwerden reagieren gut auf Magnesium, Kupfer und Vitamin B6 – ebenfalls wieder wichtige orthomolekulare Stoffe bei der Histaminintoleranz. Viele Frauen berichten auch, dass mit dem Einhalten der Lebensmittelkarenz die Periodenbeschwerden verschwinden.

In diesem Zusammenhang sei auch noch auf die Schwangerschaft hingewiesen.

Während der Schwangerschaft erreicht die Aktivität der Histamin abbauenden Enzyme ein Vielfaches. Darüber hinaus hilft die Nebenniere des Kindes der Mutter, mit den allergischen Beschwerden fertig zu werden. Das sind Gründe, warum Allergien und Intoleranzen während der Schwangerschaft gemildert werden oder gar nicht zu Symptomen führen.

Vorzeitige Wehentätigkeit sollte aber auch an eine Lebensmittelintoleranz denken lassen. Andererseits sollte gerade bei der Schwangerschaft konsequent das Unverträgliche gemieden werden, um Probleme des heranwachsenden Kindes zu vermeiden.

Eine Mayr-Therapie ist, bei Kenntnis all dieser Faktoren, problemlos während der Schwangerschaft durchführbar. Mehr noch, viele Schwangerschaftsbeschwerden lassen sich durch eine Mayr-Therapie vermeiden bzw. behandeln.

Allergien und Sportverletzungen

Eine Allergie oder Intoleranz führt zur Entzündung. Diese spielt sich im Bindegewebe ab. Nun ist dieses Bindegewebe auch die Struktur der Muskeln und Sehnen, die beim Sport in unterschiedlichster Weise belastet werden. Jede Entzündung stellt aber eine Schwachstelle dar, die nicht maximal belastbar ist. Sport wird heute oft übertrieben. Vor allem von Hobbysportlern, die meinen, sich wie Weltmeister verhalten zu müssen. Jedenfalls ist Sport für viele ein Stressfaktor geworden. Auf dem Boden einer Allergie summieren sich solche Einflüsse. Wir haben weiter bei den Grundlagen der Applied Kinesiology gesehen, dass jeder Muskel Repräsentant eines inneren Organ(-systems) ist und umgekehrt. Für den Dünndarm ist dies der vordere Oberschenkelmuskel, für den Dickdarm der seitliche Fascienspanner des Oberschenkels. Bedenkt man nun, dass Allergien im Verdauungsapparat einen biochemischen Hintergrund haben, so zeigen sich oft Beschwerden an den Skelettmuskeln des Oberschenkels.

Aus der Praxis

Patientinin E. H., 34 Jahre

Beschwerden: Schmerzen im linken Knie. Diagnose vom Orthopäden: entzündlicher Reizzustand, Meniskusschaden und Zyste. Operativ saniert. Danach Zunahme der Schmerzen, Bewegungseinschränkung, Schwellungsgefühl. Nebenbefund Obstipation.

Untersuchung nach Mayr: entzündlicher Dünndarm, Radixödem.

Im AK-Test generalisierter Hypertonus, Histaminintoleranz.
Im Lebensmitteltest Unverträglichkeit von Weizen.

4 Wochen Milde Ableitungsdiät, Berücksichtigung der Weizenintoleranz sowie Calciumgabe. Nach 1 Woche Schwellung im Knie weg, die Schmerzen reduziert. Nach 4 Wochen keinerlei Beschwerden von Seiten des Knies, sämtliche Bauchbefunde besser. Der Patientin geht es sehr gut, Beweglichkeit ist schmerzfrei möglich. Die Patientin beginnt wieder mit sportlicher Betätigung.

Kniebeschwerden bei Allergien sind sehr häufig, weil genau die Sehnenansätze die Schwachstellen darstellen. Die Überlastung führt dann auch zu Schäden an Knie, Meniskus oder Bewegungsapparat.

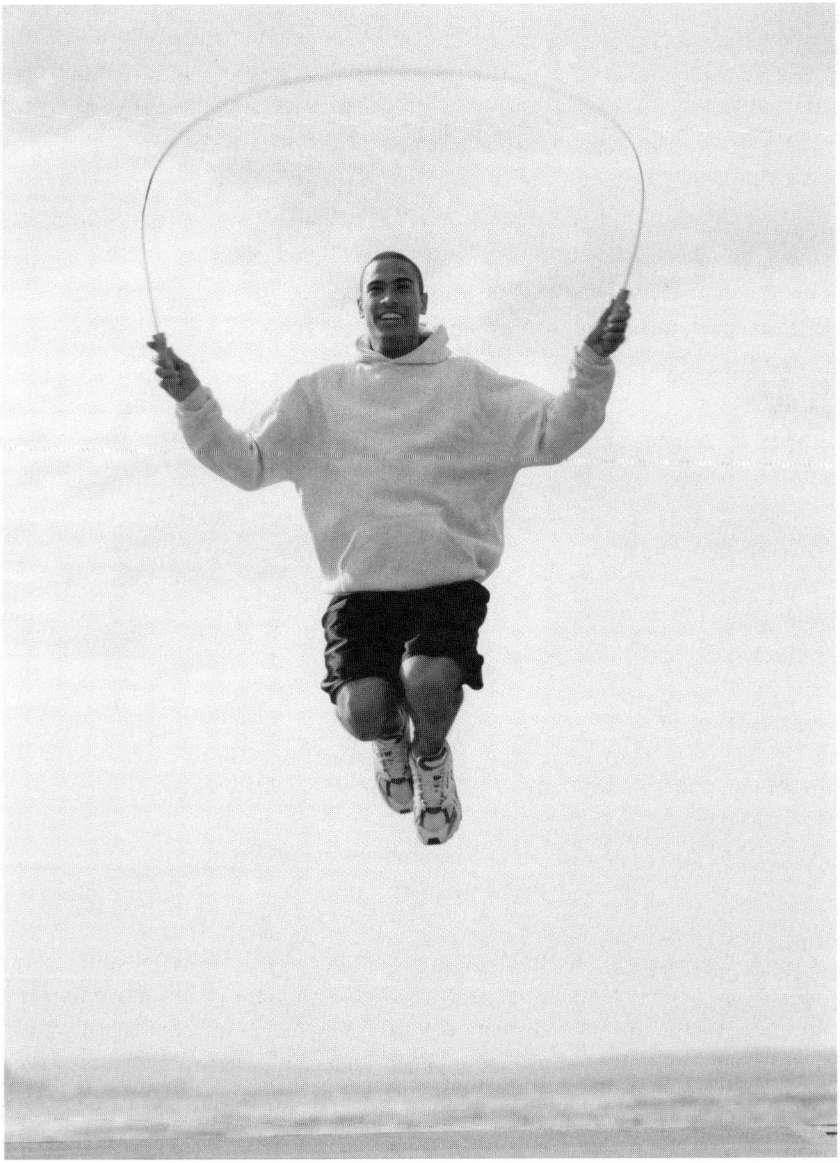

Abbildung 21: Wer Sport macht, sollte sich auch vernünftig ernähren.

Leider ist auch die Ernährung unserer vielbejubelten Sportler nicht unbedingt die beste. Überforderung bei Sport führt zur Übersäuerung des Gewebes und damit tendenziell zu geringerer Belastbarkeit, Schmerzen und Verletzungsgefahr. Häufige Muskelfasereinrisse bestätigen dies, noch dazu, wo die Muskulatur der Wade die Nebenniere repräsentiert. Bei Erschöpfung, dem Zustand der Nebennierenschwäche, und damit mangelnder Kompensation von Stress wird genau dieser Bereich als Erster überfordert und verletzt.

Jeder Sportler verbraucht durch seine körperliche Belastung mehr Mineralstoffe, Spurenelemente und Vitamine als andere. Daher muss er auf eine entsprechend verstärkte Zufuhr achten. Die Betreuung und Beratung von Sportlern erfordert viel Kenntnis der sportphysiologischen und sportmedizinischen Zusammenhänge. Unbestritten ist aber, dass eine vernünftige Ernährung des Sportlers genauso Voraussetzung für seinen Erfolg ist wie das spezifische Training. Nichtbeachten der Allergie senkt die Leistungsfähigkeit.

Welche Konsequenzen für den Alltag ergeben sich aus den Erkenntnissen der modernen Mayr-Medizin?

Eine Mayr-Therapie wird entsprechend der zuvor erhobenen Diagnostik nach Mayr für einen bestimmten Zeitraum durchgeführt. Sie erfolgt nach individuellen Gesichtspunkten und Notwendigkeiten. Als medizinische Therapie erfüllt sie nicht die Kriterien einer gesunden Ernährung für den Alltag. Es ist daher auch völlig verkehrt, z.B. aus der therapeutischen Verwendung von Milch und Semmeln abzuleiten, dies wäre eine gesunde Ernährung für den Alltag. Vielmehr versucht man durch die Mayr-Therapie wieder zu einem gesunden Essverhalten zu kommen.

Während und durch die Mayr-Therapie erhält man sehr viel Sensibilität gegenüber den eigenen Körperfunktionen zurück. Man erkennt den Zeitpunkt eines angenehmen Sättigungsgefühls, verspürt den gesunden Hunger vor einer Mahlzeit und lernt, die Speisen auszuschmecken und zu genießen. Darüber hinaus merkt der Allergiker durch die speziellen Allergiesymptome noch viel intensiver, was er verträgt und auf was er allergisch reagiert. Diese Sensibilität ist primär ein Gewinn und sollte uns nicht dazu verleiten zu sagen: „Jetzt vertrage ich überhaupt nichts mehr, vielmehr habe ich jetzt sofort genug bzw. reagiere heftig!“ Diese normale und wichtige Reaktion zu erkennen und zu akzeptieren ist auch eine wichtige Erfahrung in der Mayr-Therapie.

Gesundheit durch bewusstes Leben nach der F.X. Mayr-Therapie

Ziel der Mayr-Therapie ist eine gesündere Ernährungs- und Lebensweise. Daher ist die Schulung der wichtigste Teil der Therapie nach Mayr. Die Pflege der Esskultur wird während der Mayr-Therapie intensiv geübt, alte Gewohnheiten durch neue ersetzt, sodass im Alltag eine möglichst lange und konsequente Umsetzung erfolgt. Dies ist gerade für den Allergiker von besonderer Bedeutung. Allergien entwickeln sich besonders häufig auf dem Boden einer Enteropathie nach Mayr mit Fehlverdauung im Sinne von Gärung oder Fäulnis mit nachfolgender intestinaler Autointoxikation. Je besser die Situation im Verdauungsapparat ist, desto geringer ist die Allergietendenz.

Für die Pflege der Esskultur ist der Einzelne selbst verantwortlich. Ob jemand gut kaut, einspeichelt, Zeit gibt zum Verdauen oder etwas „zwischen Tür und Angel in sich hineinstopft" liegt in der Eigenverantwortung mit allen Konsequenzen. Auch hier muss der Allergiker umdenken. Ist man gewohnt, die Schuld an der Allergie dem Lebensmittel zuzuschreiben, so erhält man durch die Mayr-Therapie die Verantwortung zumindest für diesen Teil wieder zurück. Eine gesunde Ernährung ist das Ergebnis aus der Zufuhr des Lebensmittels und der individuellen Verdauungsleistung.

Dabei wird die Unverträglichkeit entschieden von der Verdauungsleistung beeinflusst. Allergie entwickelt sich oft durch Nichtbeachten dieser Regel. Sie können aber dadurch auch wieder zum Abklingen gebracht werden.

In diesem Sinn ist die Mayr-Therapie der Beginn einer Ernährungsumstellung. Selbstverständlich werden bei Allergien die unverträglichen Lebensmittel vermieden. Es wird auch einige Zeit dauern, bis alle Darmfunktionen wieder bestens funktionieren. Als Konsequenz aus der Therapie ergeben sich folgende einfache Grundsätze für den Alltag:

Vermeidung sämtlicher Rohkost am Abend
Sie haben bereits gelesen, dass die Verdauungsleistung am Abend am geringsten ist. Deshalb sollten Sie alles vermeiden, womit Sie Ihre Verdauungsleistung überfordern. Rohkost erfordert aufgrund ihrer Lebendigkeit und Vitalität eine große Verdauungsleistung. Haben Sie diese im Moment der Nahrungsaufnahme nicht zur Verfügung, führt dies zu Fehlverdauung in Form von Gärung oder Fäulnis. Beides hat für den Allergiker fatale Folgen: die Zunahme der allergischen Beschwerden.

Daran ändert auch die Empfehlung verschiedener Ernährungsexperten nichts, die da sagen, dass der Mensch viele Vitamine braucht. Grundsätzlich ist diese Empfehlung zwar richtig, der Zeitpunkt am Abend ist dafür aber falsch gewählt. Daher: Machen Sie abends bewusst einen großen Bogen um alle Salatbuffets in Restaurants und meiden Sie auch frisch gepresste Obstsäfte sowie Desserts mit frischem Obst.

Die Frage „Was soll ich dann abends essen?“ stellt sich unvermeidlich. Hier bietet sich beispielsweise die Mediterrane Küche an:

- gedämpftes oder gegrilltes Gemüse in Olivenöl als Vorspeise (kann durchaus pikant gewürzt sein),
- Fisch oder Fleisch mit Gemüse,
- Kartoffelgerichte
- ...alles, bloß keine Rohkost!

Aus der Zusammenstellung sieht man, dass es abends leichter bekömmlich ist, Fleisch oder Fisch mit Gemüse zu essen. Dies entspricht den Grundsätzen der Trennkost, bei der Eiweiß und Kohlenhydrate in konzentrierter Form nicht in einer Mahlzeit gegessen werden. Es stellt tatsächlich eine Erleichterung der chemischen Verdauung dar.

Leicht bekömmliche Zubereitung der Speisen

Die Kunst einer gesunden Küche besteht darin, die Speisen so zuzubereiten, dass möglichst viele Inhaltsstoffe erhalten bleiben und die Gerichte leicht bekömmlich sind. Darüber hinaus soll und muss die Speise gut schmecken, sonst wird niemand das Veränderte akzeptieren. All diese Anliegen sind in der Milden Ableitungsdiät ideal vereint.

Gerade bei der Allergie muss neben der Auswahl der Lebensmittel auf die Zubereitung geachtet werden. Schwer verdauliche und belastende „Fett-Mehl-Zubereitung“ als Einbrenne, Eingemachtes oder Paniertes ist immer ungünstig. Wesentlich besser eignet sich dagegen gedünstetes, gebratenes und gegartes Gemüse. Fleisch oder Fisch kann gegrillt oder ebenfalls gedünstet werden. Die wertvollen Inhaltsstoffe bleiben erhalten und die Speisen sind leicht verdaulich. So können Sie vor allem bei Suppen und Soßen nicht nur Kalorien einsparen, sondern die Speisen auch verfeinern, ohne dass es zu einer Belastung im Verdauungsapparat kommt (s. S. 92).

Auswahl der Lebensmittel

Grundsätzlich sollten Sie zudem noch Folgendes beachten:
Lebensmittel aus biologischem Anbau und artgerechter Tierhaltung sind qualitativ besser und solchen aus herkömmlicher Landwirtschaft und Viehzucht vorzuziehen. Das ist durch zahlreiche Untersuchungen bestätigt. Wenn die Möglichkeit besteht, sollten Sie Lebensmittel aus biologischem Anbau auswählen.

Fleisch, Fisch und Käse sind konzentrierte eiweißspendende Lebensmittel. Sie sollten nicht im Übermaß genossen werden. Neben des hohen Eiweißgehaltes der genannten Lebensmittel muss vor allem noch ihr Charakter als Säurespender beachtet werden. Aus diesem Grund ist es empfehlenswert, sie mit basenspendenden Lebensmitteln zu kombinieren. Das sind in erster Linie Gemüse, Gewürzkräuter, reifes, heimisches Obst sowie kaltgepresste Pflanzenöle.

Was ist sauer, was basisch?

Fleisch Fisch Getreidespeisen Teigwaren	▶ sauer + basisch ◀	Gemüsesuppe/-sauce Salat Kartoffeln kaltgepresste Pflanzenöle reifes, heimisches Obst

Allergien sind krankhafte Reaktionen auf Eiweiß. Daher spielt gerade in diesem Fall die Frische der Lebensmittel eine Rolle. Länger gelagerte oder gar überlagerte Lebensmittel sollten Sie aufgrund des möglicherweise erhöhten Histamingehaltes vermeiden.

Die Verwendung von hochwertigen kaltgepressten Pflanzenölen ist bei allergischen Erkrankungen eine absolute Notwendigkeit, will man langfristig eine Verbesserung des Gesundheitszustandes erzielen. Viele Toxine bei Allergien sind fettlösend, und auch die Barrierefunktion des Darmes wird von der Qualität des Fettes mit beeinflusst. Hautbeschwerden benötigen Fette in der Therapie; somit sind diese unverzichtbarer Bestandteil einer umfassenden Prophylaxe.

Kaltgepresste Pflanzenöle sind zwar teurer als herkömmliche, aber auch ausgiebiger. Wenn Sie den Verzehr von tierischen Produkten reduzieren, verringern Sie auch den allgemeinen Fettverzehr. Deshalb sollten Sie pro Tag ca. 2 Esslöffel eines guten kaltgepressten Pflanzenöls zusätzlich einnehmen.

Achten Sie bereits beim Einkauf darauf, dass Sie kleine dunkle Flaschen kaufen. Gutes Ölivenöl gibt es aber auch in Dosen. Achten Sie unbedingt auf den Hinweis „kaltgepresst", „erste Pressung" oder „naturbelassen". Dieser muss unbedingt angegeben sein, da sonst nicht gewährleistet ist, dass es sich auch tatsächlich um solche Öle handelt. Bewahren Sie die Öle gut verschlossen im Kühlschrank auf und verbrauchen Sie sie möglichst bald nach dem Öffnen. Denn: Licht, Luft und Wärme zerstören diese hochwertigen Öle.

Getreide und die daraus hergestellten Speisen sind wichtige Mineralstofflieferanten. Vollwertiges Getreide ist langfristig günstiger als Auszugsmehle. Das bedeutet, dass das Getreide frisch und möglichst feinverarbeitet wird. Vollkornprodukte, also beispielsweise Brot mit ganzen Getreidekörnern oder Vollkornmüsli aus Flocken sind sehr schwer verdaulich. Nur bei guter Verdauungsleistung und gesundem Verdauungsapparat wird es möglich sein, diese Lebensmittel auch wirklich zu verdauen. Fein gemahlenes, vollwertiges Getreidemehl hingegen ist gut bekömmlich und daher im Alltag zu empfehlen. Leicht bekömmlich sind Hirse, Mais, Quinoa und Amaranth, welche sich auch hervorragend zur Zubereitung der verschiedensten Speisen bewähren. Auch hier ist die Kombination mit Gemüse als Ausgleich im Säure-Basenhaushalt zu empfehlen.

Trotz all dem: Am Wichtigsten ist die Pflege der Esskultur. Sich in Ruhe zum Essen zu setzen und den Tisch entsprechend vorzubereiten ist Teil davon. Das liebevolle Zubereiten der Speisen schließt das Anrichten mit ein: „Die Augen essen mit". Bei entsprechendem Umfeld wird es leichter fallen, die Speisen durch gutes Kauen und Einspeicheln zu genießen und auch aufzuhören, wenn es am Besten schmeckt und ein angenehmes Sättigungsgefühl eingetreten ist.

Nachdem wir wissen, dass die besten Vorsätze nach einer gewissen Zeit an Wirkung verlieren, ist es notwendig, die Mayr-Therapie immer wieder durchzuführen. Ist dies schon als allgemeine Gesundheitsvorsorge wichtig, so ist es gerade bei Allergien bzw. Intoleranzen absolute Notwendigkeit. Die Therapie kann regelmäßig einen Tag pro Woche durchgeführt werden, darüber hinaus einmal jährlich für 3 bis 4 Wochen. So gelingt es, auch mittels eines „Vier-Jahres-Planes" gravierende gesundheitliche Beschwerden günstig zu beeinflussen. Eine Unterstützung des Stoffwechsels durch die orthomolekularen Substanzen wird langfristig erfolgen. Zwischenzeitliche Kontrollen – mittels Mayr-Diagnostik und Applied Kinesiology – sind selbstverständlich. Es ändert sich oft der Bedarf an einzelnen Substanzen, wie auch die begleitenden Maßnahmen angepasst werden müssen.

Mayr beschrieb die Wirkung seiner Therapie einmal folgendermaßen:
„Wenn Sie aus dem Tal des sich nicht Wohlfühlens hinaufgelangen wollen auf den Berg der Gesundheit, so weise ich Ihnen den Weg, entscheide, ob Sie den steilen Weg des strengen Fastens nach oben oder die Serpentinen der Milch-Diät oder Milden Ableitungsdiät gehen, zeige Ihnen, wo Sie den Fuß hinsetzen müssen, bin immer an Ihrer Seite, bin Ihr Freund, Ihr Bergführer, aber nicht Ihr Tragesel. Gehen muss jeder selber!"

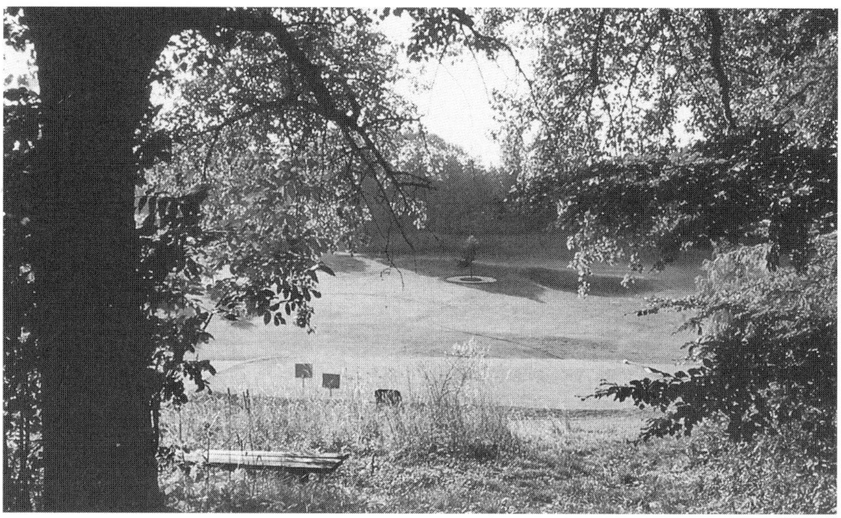

Möge Sie dieses Buch auf Ihrem Weg begleiten.

Anhang

Über den Autor

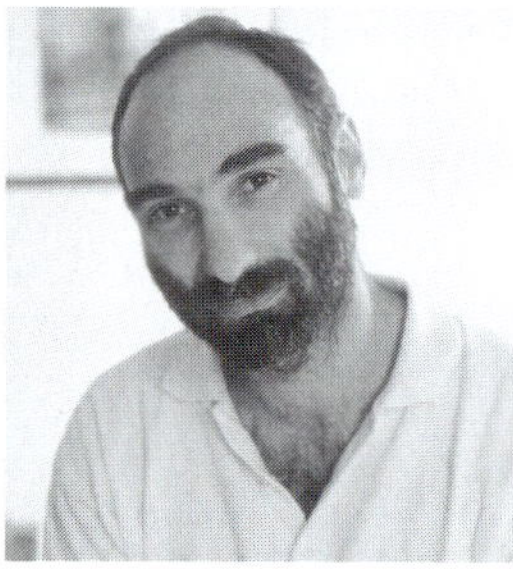

Dr. med. Harald Stossier kam über Umwege zur Medizin. Nach dem Abitur an der Technischen Lehranstalt für Elektrotechnik folgten Jahre der Berufstätigkeit als Elektrotechniker. Dabei stellte er fest, dass ihn diese Tätigkeit nicht so recht zufrieden stellte. So folgte er seiner Berufung und nahm das Medizinstudium auf an den Universitäten Innsbruck und Graz.

Bereits während des Medizinstudiums beschäftigte er sich eingehend mit komplementärmedizinischen Methoden. Er ließ sich in Manueller Medizin, Homöopathie, Neuraltherapie und Applied Kinesiology ausbilden. Die Diagnostik und Therapie nach Mayr lernte er bei Dr. med. Erich Rauch, mit dem er seit 1990 im Gesundheitszentrum Golfhotel in Dellach am Wörthersee arbeitete. 1996 löste er Dr. Rauch als ärztlichen Leiter des Zentrums ab. Im Zuge dessen modernisierte Dr. Stossier die Mayr-Kur und passte sie speziell an die Bedürfnisse von Allergikern an.

Heute ist Dr. Stossier Präsident der Internationalen Gesellschaft der Mayr-Ärzte und Präsident der Internationalen Ärztegesellschaft für Applied Kinesiology. Er setzt sich dafür ein, die beiden Methoden im ärztlichen Bereich zu etablieren.

Dr. Stossier ist Referent für Komplementärmedizin der Ärztekammer für Kärnten sowie der Österreichischen Ärztekammer. Derzeit ist er Konsulent für Komplementärmedizin der Österreichischen Ärztekammer.

Anschrift des Autors

Dr. med Harald Stossier
c/o Gesundheitszentrum Golfhotel am Wörthersee
A-9082 Maria Wörth-Dellach, Kärnten

Adressen

Internationale Gesellschaft der Mayr-Ärzte
Golfstraße 2
A-9082 Maria Wörth-Dellach
Tel.: ++43 (0) 4273 / 2511-44
Fax: ++43 (0) 4273 / 2511-72
E-Mail: office@fxmayr.com
Homepage: www.fxmayr.com

IMAK – Internationale Ärztegesellschaft für Applied Kinesiology
Ärztekammer für Kärnten
St. Veiterstraße 34
A-9020 Klagenfurt
Tel.: ++43 (0) 4653 / 5856-35
Fax. ++43 (0) 463 / 514222

Gesundheitszentrum Golfhotel
Golfstraße 2
A-9082 Maria Wörth-Dellach
Tel.: ++43 (0) 4273 / 2511-43
Fax: ++43 (0) 4273/2511-72
E-Mail: medizin@golfhotel.at
Homepage: www.golfhotel.at

Literaturliste

Burgerstein: Handbuch Nährstoffe, 8. Auflage, Haug Verlag, Heidelberg 1997

Gerz, W.: Lehrbuch der Applied Kinesiology in der naturheilkundlichen Praxis, 2. Auflage, AKSE Verlag, München 2001

Heine, H.: Lehrbuch der biologischen Medizin, 2. Auflage, Hippokrates Verlag, Stuttgart 1997

Jäger, L./Wüterich, P.: Nahrungsmittelallergien und Intoleranzen, Gustav-Fischer-Verlag, Stuttgart 1998

Jarisch, R.: Histaminintoleranz, Thieme Verlag, Stuttgart 1999

Krack, N.: Nasale Reflextherapie mit ätherischen Ölen, Haug Verlag, Heidelberg, 1992

Ledochowski, M./Widner, B./Fuchs, D.: Fruktosemalabsorption, Medical Journal for Applied Kinesiology, IMAK /ICAK – D 2001

Mayr, P./Stossier, H.: Die Candida-Diät, 2. Auflage, Haug Verlag, Heidelberg 2000

Mayr, F. X.: Darmträgheit, 7. Auflage, Verlag Neues Leben, Bad Goisern 1986

Mayr, F. X.: Schönheit und Verdauung, 7. Auflage, Verlag Neues Leben, Bad Goisern 1991

Mayr, P./Stossier, H.: Gesund durch die Eiweiß-Abbaudiät, Haug Verlag, Heidelberg 2000

Rauch, E./Mayr, P.: Milde Ableitungsdiät, 15. Auflage, Haug Verlag Heidelberg 2001

Rauch, E.: Blut- und Säftereinigung, 21. Auflage, Haug Verlag Heidelberg 1998

Rauch, E.: Die Darmreinigung, 42. Auflage, Haug Verlag, Heidelberg 2001

Rauch, E.: Lehrbuch der Diagnostik & Therapie nach F.X. Mayr, 2. Auflage, Haug Verlag, Heidelberg 1999

Schmid/Beyer/Tumriese/Neumeyer: Immunologie in der Praxis, Hippokrates Verlag, Stuttgart 1993

Selye, H.: Streß beherrscht unser Leben, Econ Verlag, Düsseldorf 1957

Fonk, I.: Darmparasitose – die zentrale Immunstörung, ML Verlag, Uelzen 1992

Weiss, H.: Kranker Darm, kranker Körper, Haug Verlag, Heidelberg 1988

Worlitschek, M.: Der Säure-Basen-Haushalt, Haug Verlag, Heidelberg 1994